U0258943

"十四五"国家重点出版物出版规划项目

胸部肿瘤的精准治疗

陈 昶 谢 冬 主编

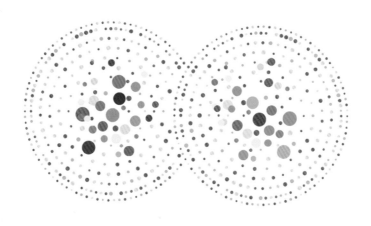

中国科学技术大学出版社

内 容 简 介

本书主要介绍胸部恶性肿瘤诊治，特别是胸部肿瘤新辅助相关治疗进展，肺部恶性肿瘤特殊情况（术后复发及瘢痕癌等）的精准治疗进展，磨玻璃影结节肺癌的精准治疗进展以及外科手术相关精准治疗进展，并辅以相应病例展示。对分子生物学诊断技术、外科治疗技术、新型治疗药物等方面进展也进行了介绍。

全书内容新颖、深入浅出、通俗易懂，临床应用性较强，有利于组织教学和广大读者阅读，亦可供胸部恶性肿瘤及胸外科等领域的科研工作者、科研管理团队以及患者参考使用。

图书在版编目（CIP）数据

胸部肿瘤的精准治疗 / 陈昶，谢冬主编 . -- 合肥：中国科学技术大学出版社，2024.12. -- （"十四五"国家重点出版物出版规划项目：智慧医疗研究进展）. -- ISBN 978-7-312-06142-4

Ⅰ. R734.05

中国国家版本馆CIP数据核字第2024MB1053号

胸部肿瘤的精准治疗

XIONGBU ZHONGLIU DE JINGZHUN ZHILIAO

出版	中国科学技术大学出版社
	安徽省合肥市金寨路96号，230026
	http://press.ustc.edu.cn
	https://zgkxjsdxcbs.tmall.com
印刷	合肥华苑印刷包装有限公司
发行	中国科学技术大学出版社
开本	787 mm×1092 mm　1/16
印张	10.75
字数	262千
版次	2024年12月第1版
印次	2024年12月第1次印刷
定价	68.00元

编　委　会

主编简介

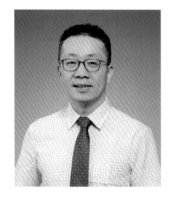

陈　昶

　　同济大学附属上海市肺科医院院长,主任医师,教授,博士研究生导师。上海肺移植工程技术研究中心主任,同济大学附属上海市肺科医院肺移植中心主任,同济大学胸外科临床研究中心主任,中国医师协会胸外科分会副主任委员。"百千万人才工程"国家级人选,国务院政府特殊津贴专家,国家卫生健康突出贡献中青年专家。长期从事胸部肿瘤外科的研究、转化及推广工作。承担科技部"十四五"国家重点研发计划项目1项,科技部重大自然灾害防控与公共安全专项1项,工信部"揭榜挂帅"人工智能创新任务1项,国家区块链创新应用项目1项,国家自然科学基金重大研究计划重点支持项目1项、重大研究计划(培育项目)1项、面上项目2项。团队共主持国家自然科学基金优秀青年基金项目3项、国家自然科学基金面上项目9项及省部级课题30余项。以第一完成人荣获2018年教育部科学技术进步奖二等奖、2019年上海市抗癌科技奖一等奖、2020年上海市医学科技奖二等奖等奖项。以通信及共同通信作者累计发表SCI论文220余篇。

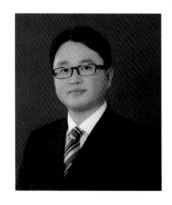

谢　冬

　　同济大学附属上海市肺科医院胸外科行政副主任,主任医师,教授,博士研究生导师。主要从事基于临床大数据的肺癌精准治疗以及肺癌人工智能的相关研究,在国内外学术会议上作报告50余次。主持包括国家自然科学基金面上项目在内的各级课题10余项。获教育部科学技术进步奖二等奖、上海市抗癌科技奖一等奖、中华医学科技奖二等奖等多个科研奖励。在胸外科学术期刊发表论文150余篇,其中SCI论文80余篇。出版学术著作多部。

副主编简介

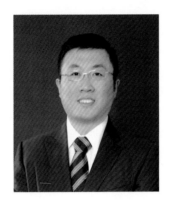

赵德平

同济大学附属上海市肺科医院胸外科行政副主任(主持工作),主任医师,博士研究生导师。上海医务工匠,上海市市级医院胸外科专科联盟负责人,是国内早期开展单孔胸腔镜手术的专家之一,2014年完成了国内首例剑突下单孔胸腔镜肺叶切除术。主持国家自然科学基金及省部级多项课题。先后获上海市医学科技奖三等奖、中华医学科技奖二等奖及上海市科技进步奖一等奖等多个奖项。以第一作者或通信作者在国际知名期刊发表SCI论文近30篇,累计影响因子150分。主编专著1部,参编专著5部。

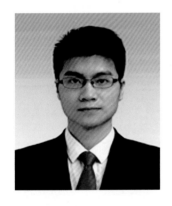

李志新

同济大学附属上海市肺科医院胸外科主治医师,北京大学医学博士,讲师。入选同济大学和上海市肺科医院优秀青年人才计划。主持上海市自然科学基金项目等课题2项。近年来以第一作者或通信作者(含共同)身份发表SCI论文10余篇。

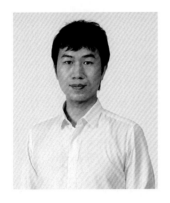

吴磊磊

同济大学附属上海市肺科医院胸外科博士毕业,获2024年上海市优秀毕业生称号。现就职于浙江省肿瘤医院肺外科,住院医师、助理研究员。主要研究方向为早期肺癌的预后评估及靶向药的耐药研究。主持厅局级课题1项。以第一作者或通信作者发表SCI论文50余篇,曾在ESTS、WCLC等国内外会议上进行口头汇报与壁报展示,并担任多本SCI期刊评审。

前　　言

胸部肿瘤,主要包括肺癌、食管癌等,是全球范围内严重威胁人类健康的重大疾病。在过去的几十年里,尽管我们在胸部肿瘤的诊断和治疗方面取得了一定的进展,但传统的治疗模式仍面临着诸多挑战。患者的个体差异、肿瘤的异质性以及治疗过程中的不良反应等问题,都促使我们不断探索更为精准、有效的治疗策略。精准治疗作为现代医学的前沿领域,为胸部肿瘤的治疗带来了新的希望和机遇。它以患者的个体特征和肿瘤的生物学特性为基础,通过精确的诊断、个性化的治疗方案制定以及实时的疗效监测,有望实现提高治疗效果、降低药物副作用、延长患者生存期和改善患者生活质量的目标。

一、胸部肿瘤治疗的现状与挑战

(一)高发病率和死亡率

肺癌是全球发病率和死亡率非常高的恶性肿瘤之一。在我国,肺癌的发病率和死亡率长期位居各类癌症之首,且呈现出逐渐年轻化的趋势。我国肺癌发病率为57.3/10万,2022年全国新发恶性肿瘤患者中肺癌发病人群达到106.06万,占全国新发恶性肿瘤的22%。食管癌的发病率也在全球范围内呈上升趋势,尤其在一些特定地区,其发病率相对较高。这些数据表明,胸部肿瘤对人类健康构成了巨大的威胁,迫切需要更有效的治疗手段。

(二)传统治疗的局限性

传统的胸部肿瘤治疗方法,如手术、放疗和化疗,虽然在一定程度上取得了一些成果,但存在着诸多局限性。手术治疗对于早期患者具有一定的疗效,但对于中晚期患者,往往难以彻底清除肿瘤,且术后复发率较高。放疗和化疗在杀伤肿瘤细胞的同时,也会对正常组织和细胞造成严重的损害,导致患者出现一系列的不良反应,如恶心、呕吐、脱发、骨髓抑制等,极大地影响了患者的生活质量和治疗依从性。此外,胸部肿瘤的异质性特点使得不同患者的肿瘤在生物学行为、基因表达谱以及药物敏感性等方面存在显著差异,传统的"一刀切"治疗模式难以满足个体化治疗的需求,导致治疗效果参差不齐。

(三)肿瘤异质性

胸部肿瘤具有高度的异质性,即使是同一病理类型的肿瘤,在不同患者之间或同一患者的不同部位,其生物学行为、基因表达谱、药物敏感性等都可能存在显著差异。这种异质性是导致传统治疗效果不佳和个体差异的重要原因之一。例如,对于肺癌,非小细胞肺癌和小细胞肺癌的治疗方法和预后截然不同;而在非小细胞肺癌中,又可分为腺癌、鳞癌等不同亚型,其对治疗的反应也各不相同。因此,如何针对肿瘤的异质性进行精准治疗,是当前胸部肿瘤研究的关键问题之一。

二、精准治疗的概念与内涵

精准治疗是一种基于个体基因、分子、细胞等水平的差异,对疾病进行精确诊断和分类,并制定个性化治疗方案的新型医学模式。在胸部肿瘤领域,精准治疗涵盖了多个方面的内容:

(一) 精准诊断

1. 影像学技术的进步

现代影像学技术,如高分辨率计算机断层扫描(CT)、正电子发射断层成像-计算机断层扫描(PET-CT)、磁共振成像(MRI)等,能够更清晰地显示肿瘤的位置、大小、形态、与周围组织的关系以及全身转移情况。这些影像学信息不仅有助于肿瘤的早期发现和准确诊断,还为制定治疗方案提供了重要依据。例如,PET-CT可以通过检测肿瘤细胞的代谢活性,区分肿瘤的良恶性以及判断是否存在远处转移,从而避免不必要的手术和治疗;定量CT和磁共振波谱成像(MRSI)可以对肿瘤的密度、血流灌注等进行定量分析,有助于更准确地评估肿瘤的生物学行为;影像组学与人工智能结合方面,将影像组学与人工智能(AI)技术相结合,可以从常规影像学图像中提取大量的定量特征,如肿瘤的形状、纹理、边缘等特征;AI算法(如深度学习算法)能够对这些特征进行分析和挖掘,从而实现对胸部肿瘤的精准诊断、分期以及预测治疗反应。

2. 分子诊断技术的应用

随着分子生物学技术的飞速发展,针对胸部肿瘤的分子诊断取得了重大突破。通过检测肿瘤组织或血液中的基因突变、基因表达谱、蛋白质标志物等,可以更深入地了解肿瘤的生物学特性和分子分型。例如,在肺癌中,表皮生长因子受体(EGFR)基因突变、间变性淋巴瘤激酶(ALK)融合基因等的检测,对于指导靶向治疗具有重要意义。对于携带特定基因突变的患者,靶向治疗能够显著提高治疗效果,延长患者的生存期。

(二) 个性化治疗方案制定

1. 基于分子分型的靶向治疗

根据肿瘤的分子特征,选择相应的靶向药物进行治疗,是精准治疗的核心策略之一。针对不同的分子靶点,如EGFR、ALK、ROS1等,已经开发出了一系列靶向药物。这些药物能够特异性地作用于肿瘤细胞的靶点,阻断肿瘤细胞的生长、增殖和信号传导通路,从而达到治疗肿瘤的目的。与传统化疗相比,靶向治疗具有疗效显著、副作用小等优点。例如,对于 EGFR 突变阳性的非小细胞肺癌患者,使用EGFR-酪氨酸激酶抑制剂(EGFR-TKI)进行治疗,患者的无进展生存期和总生存期都得到了显著延长,生活质量也得到了明显改善。通过多组学检测(基因组学、转录组学、蛋白质组学和代谢组学等),可以更全面地了解肿瘤的生物学特性,发现潜在的治疗靶点和生物标志物,为制定个性化的精准治疗方案提供更丰富的信息。

2. 免疫治疗

免疫治疗是近年来胸部肿瘤治疗领域的重大突破。它通过激活患者自身的免疫系统,增强免疫细胞对肿瘤细胞的识别和杀伤能力,从而达到治疗肿瘤的效果。免疫检查点抑制剂,如程序性死亡受体1(PD-1)及其配体(PD-L1)抑制剂、细胞毒性T淋巴细胞相关抗原4

(CTLA-4)抑制剂等,在肺癌、食管癌等胸部肿瘤的治疗中取得了显著成效。免疫治疗的优势在于其具有广谱性和持久性,对一些传统治疗方法无效的患者也可能有效。然而,免疫治疗并非适用于所有患者,其疗效预测和不良反应管理仍然是当前研究的热点问题。

3. 多学科综合治疗(MDT)

精准治疗强调多学科协作,综合运用手术、放疗、化疗、靶向治疗、免疫治疗等多种治疗手段,为患者制定最佳的治疗方案。MDT模式可以充分发挥各个学科的优势,避免单一治疗方法的局限性。例如,对于局部晚期肺癌患者,通过MDT讨论,可以先进行新辅助化疗或放化疗,使肿瘤缩小后再进行手术切除,术后根据患者的具体情况给予辅助治疗,如靶向治疗或免疫治疗等。这种综合治疗模式可以提高患者的治愈率和生存率,改善患者的预后。

(三)实时疗效监测与调整

精准治疗不仅注重治疗方案的制定,还强调对治疗效果的实时监测和调整。通过定期复查影像学检查、检测肿瘤标志物、监测患者的症状和体征等,可以及时了解肿瘤的变化情况和治疗效果。如果发现治疗效果不佳或出现疾病进展,可及时调整治疗方案,如更换靶向药物、联合其他治疗方法等。随着液体活检技术的发展,通过检测血液中的循环肿瘤细胞(CTC)、循环肿瘤DNA(ctDNA)等,可以实现对肿瘤的实时动态监测,为精准治疗提供更及时、准确的信息。

三、精准治疗面临的问题与挑战

(一)检测技术的标准化和普及

精准治疗依赖于先进的检测技术,但目前这些检测技术在不同地区、不同医疗机构之间的标准化程度还不够高,检测结果的准确性和可靠性存在一定差异。此外,一些分子检测技术成本较高,限制了其在临床中的广泛应用。

(二)疗效预测和耐药机制研究

尽管精准治疗在胸部肿瘤中取得了一定的疗效,但仍有部分患者对治疗无反应或出现耐药。目前,对于疗效预测标志物的研究还不够完善,我们尚未完全了解哪些患者能够从精准治疗中获益最大。同时,肿瘤的耐药机制也十分复杂,涉及多个分子通路和细胞生物学过程。

(三)多学科协作的整合与优化

精准治疗需要多学科团队的紧密协作,但在实际临床工作中,不同学科之间的沟通和协作还存在一些障碍。例如,各学科之间的诊疗流程不够顺畅,信息共享不及时,可能会影响患者的治疗效果和就医体验。

(四)长期随访和生活质量评估

精准治疗不仅要关注患者的近期疗效,还要重视患者的长期生存和生活质量。然而,目前对于精准治疗患者的长期随访和生活质量评估还不够系统和全面。需要建立完善的随访体系,定期对患者进行评估,了解治疗对患者身体和心理的长期影响,及时发现并处理可能出现的问题,为患者提供全方位的医疗服务和支持。

胸部肿瘤精准治疗是当前医学领域的研究热点和发展方向,它为胸部肿瘤患者带来了新的希望。随着分子生物学、基因组学、蛋白质组学等技术的不断发展,我们对胸部肿瘤的认识将更加深入,精准治疗的策略也将不断完善和优化。同时随着人工智能、大数据等技术的应用,我们将能够更好地分析和处理海量的医学数据,为精准治疗的决策提供更加科学、准确的依据。基于精准治疗的理念在国内的发展,我们编写了本书,旨在全面、系统地阐述胸部肿瘤精准治疗的最新进展和临床应用。我们汇聚了国内外众多胸部肿瘤领域专家的丰富经验及当前最新的临床研究结果,从不同角度深入探讨了胸部肿瘤精准治疗的各个方面。

在内容编排上,本书首先详细介绍了各类胸部肿瘤精准治疗的现状及研究进展,涵盖了胸部肿瘤精准治疗的各个主要领域,包括靶向治疗、免疫治疗、个体化放疗、手术治疗的精准策略等。同时介绍包括胸部肿瘤的分子生物学特征及肿瘤进展的关系、现有临床试验结果、胸部肿瘤的精准诊断和分期新技术以及对新兴治疗方案的展望等内容,为读者理解精准治疗的原理奠定坚实的基础。在治疗部分,本书特别关注了各类胸部肿瘤精准治疗的临床实践案例分析,通过真实的病例展示,让读者更加直观地了解精准治疗在实际临床工作中的应用流程和效果。

此外,我们也认识到胸部肿瘤精准治疗是一个不断发展和演进的领域,新的研究成果和治疗技术层出不穷。因此,本书在介绍现有知识的同时,也注重对未来发展趋势的展望,为读者提供了一个前瞻性的视角,以便更好地把握胸部肿瘤精准治疗的发展方向。

我们希望本书能够成为胸部肿瘤临床医生、科研人员以及相关专业学生的重要参考书籍,帮助他们深入了解胸部肿瘤精准治疗的前沿知识和技术,提高临床诊疗水平,为胸部肿瘤患者带来更多的希望和福音。同时,我们也期待本书能够促进胸部肿瘤精准治疗领域的学术交流和合作,推动这一领域的不断发展和进步,为最终战胜胸部肿瘤这一全球性的健康挑战贡献一份力量。

在编写本书的过程中,我们得到了许多同行的支持和帮助,在此一并表示衷心的感谢。由于胸部肿瘤精准治疗领域的知识更新迅速,书中难免存在不足之处,恳请广大读者批评指正。

编 者

2024年6月

目　　录

第二篇　胸部肿瘤精准治疗临床病例

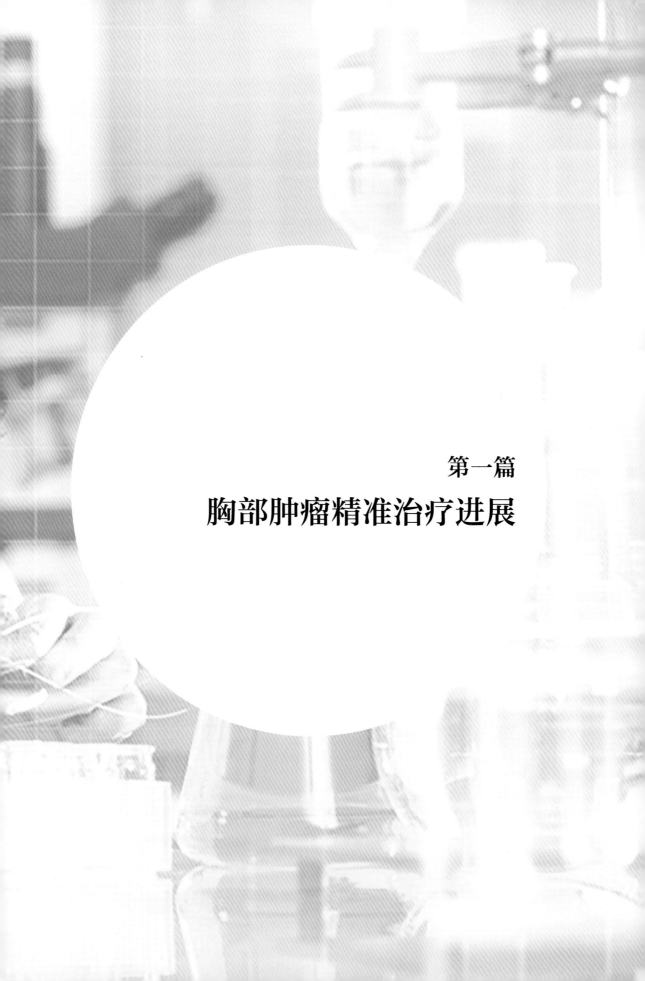

第一篇

胸部肿瘤精准治疗进展

第一章　局部晚期非小细胞肺癌新辅助治疗的现状及研究进展

肺癌在我国的发病率和死亡率居所有恶性肿瘤的首位。按照组织学类型,肺癌可以分为小细胞肺癌(small cell lung cancer,SCLC)和非小细胞肺癌(non-small cell lung cancer,NSCLC),其中NSCLC占80%~85%,并且初治时即被确诊为局部晚期(Ⅲ期)的患者高达30%以上。其中Ⅲ期NSCLC更被认为是临床中异质性最大的一类。目前,手术是这类患者最理想的治疗方式,尽管近年来微创技术取得了较大成果,但单纯手术的效果仍不乐观,其中N2期尤为明显,其局部复发率、远处转移率分别可高达20%、50%以上,因此围术期的辅助治疗就显得格外重要。

新辅助治疗又称诱导治疗,是指手术前使用化疗、放疗和靶向治疗等治疗措施,可在短时间内降低肿瘤负荷并减轻由肿瘤引起的各种临床症状,提高手术切除率,对亚临床转移灶亦有一定的作用。理论上讲,新辅助治疗较术后辅助治疗更具有优势:① 多数患者术前一般状态往往会更加稳定,更易耐受辅助治疗的副作用,且依从性更高;② 术前给药可通过完整的血管系统将药物传递给肿瘤组织从而抑制原发病灶,使肿瘤期别下降,进一步提高手术切除率、降低全肺切除率;③ 能尽早消除影像学检查所不能发现的微小转移灶;④ 避免术中肿瘤细胞可能向远处播散的情况,从而降低术后局部复发和远处转移发生率,使患者的生存期得以延长。当然,新辅助治疗也存在一定弊端,如若术前治疗无效,患者出现疾病进展而失去手术治疗机会;还可能会增加手术复杂性以及导致更严重的术后并发症等。美国国家综合癌症网络指南推荐新辅助治疗的肿瘤主要为部分ⅡB-Ⅲ期NSCLC,包括T3invasion N0-1M0、T4extensionN0-1M0、T4N0-1M0及T1-3N2M0。本章简单介绍目前针对局部晚期NSCLC患者新辅助治疗的方案及进展。

一、传统新辅助化疗

新辅助化疗的历史可追溯到20世纪90年代,主要是以顺铂为主的联合化疗。Pass等[1]选取27名ⅢA(N2)期NSCLC患者进行随机对照试验,结果表明,与手术联合术后放疗相比,新辅助化疗＋手术＋术后化疗有延长患者总生存期(overall survival,OS)的趋势;随后Rosell和Roth等[2,3]分别研究证明与单纯手术相比,术前应用3个周期化疗能够明显延长ⅢA期NSCLC患者的OS。Mattson等尝试术前应用多西他赛单药化疗,结果得出总生存期虽有延长,但未达到统计学意义。[4]同时,另一项临床Ⅱ期研究证明,多西他赛联合顺铂方案的客观缓解率(objective response rate,ORR)可达到66%,能有效延长ⅢA(N2)期患者的生存期[5]；然而2003年JCOG9029试验比较了ⅢA(N2)期NSCLC患者术前行CP方案新辅助化疗加手术治疗与单纯手术治疗的生存结果，得出两组患者的总生存差异不大[6]；另外，EORTC08941试验将新辅助化疗加手术与化疗加放疗对ⅢA(N2)期患者生存时间的影响进行对比，也得出无明显差异的结论[7]；国内的周清华等[8]为探讨新辅助化疗对前瞻性随机对照试验Ⅲ期NSCLC患者的作用，共选取624例患者，随机分入手术组和新辅助化疗组，试验组术前行2个周期以铂类为主的方案化疗，两组术后均给予放疗(50～55 Gy)，比较得出新辅助化疗组的术后1、3、5、10年生存率均明显优于手术组($P<0.01$)，其中3年OS提升15.9%；Song等汇总13个前瞻性随机临床试验的数据分析[9]，得出新辅助化疗可使Ⅲ期NSCLC患者明显获益(HR=0.84)；一项大型荟萃(Meta)分析显示[10]，在手术之前接受新辅助化疗仅可提高患者5%的5年生存率。综上所述，术前即发现N2淋巴结阳性的局部晚期NSCLC患者应用新辅助化疗的作用基本被认可，主要是以铂类基础的两药联合化疗，有助于可手术的或潜在可手术的ⅢA期NSCLC患者延长生存期，但是总体的获益相对有限。

二、新辅助放疗

术前放疗的作用没有新辅助化疗那样明确，术前放疗很少单独应用，多与新辅助化疗联合，或序贯或同步或交替。一般而言，放疗可有效控制肿瘤局部进展，化疗可抑制肿瘤远处转移，还可增加肿瘤的放射敏感性，两者具有协同作用，但放疗会导致肺组织纤维化改变，使放射部位的组织水肿或粘连，可能会增加手术难度，故实际临床中对于术前是否增加放疗一直存在争议。Robert等[11]选取了402例经活检诊断为ⅢA(N2)期NSCLC患者，给予术前化放疗，虽然最终只有28%的患者完整接受了新辅助化放疗和完全切除术，但这些患者的5年生存率为47%，明显高于未完成新辅助化放疗或之后未接受手术的患者；随后，Albain等[12]证实了肺癌患者接受新辅助放化疗后行肺切除术将伴随更高的围手术期死亡率。Chen等[13]回顾分析了美国国家癌症研究所监测、流行病学和最终结果(surveillance, epidemiology, and end results, SEER)数据库2004—2013年可手术的ⅢA(N2)期NSCLC患者，对比了应用术前放疗与术前未行放疗的患者的生存结果，得出术前放疗组患者的肿瘤特异性生存率和总生存率均优于术前未放疗的患者，并提出T3期及高分化肿瘤的患者应用术前放疗更具有生存优势；2015年，Steven等[14]比较了不同辐射剂量术前放化疗对患者生存的影响，该回顾性研究以60 Gy为界限分为高剂量组和低剂量组，结果虽然高剂量放疗使病理学完全缓解(pathologic complete response, pCR)和纵隔淋巴结清除率(mediastinal nodal clearance, MNC)有所提高，但相应术后并发症也随之增加，并且高剂量放疗没有明显提高患者生存期，所以结论得出低剂量放疗更适合ⅢA(N2)期患者。然而，Shah等[15]针对术前放化疗和新辅助化疗的疗效进行了一项荟萃分析，共纳入7项研究，结果证明与单纯新辅助化疗相比，无论是随机对照研究(HR=0.93, $P=0.81$)，还是回顾性研究(HR=0.77, $P=0.24$)，均提示术前放化疗后切除的ⅢA(N2)期NSCLC患者生存没有明显获益；SAKK试验选取ⅢA(N2)期患者比较术前放化疗与术前化疗的作用，结果得出两组患者EFS及OS均无明显差异,同时该试验中术前放疗剂量为44 Gy,说明即使是低剂量也没能使患者总生存获益[16];Krantz等[17]研究得出类似结论,术前放化疗虽提高了pCR(14.2％比4.0％)和手术时淋巴结降期率(45.2％比38.7％),但并未明显提高患者总生存期。近年来,免疫检查点抑制剂在肺癌治疗中大放异彩,不仅建立起了新的治疗里程碑,也为新辅助放疗联合免疫治疗的方案提供新的选择思路。放射疗法除了直接损伤肿瘤DNA作用外,还能通过诱导肿瘤抗原呈递、激活肿瘤微环境等多种机制,增强免疫疗法的抗肿瘤作用。目前已有研究[18]表明放疗与免疫疗法之间存在相互协同作用,有望提高术前病理缓解率和改善局部晚期NSCLC患者的总生存率。在探索可切除非小细胞肺癌新辅助放疗联合免疫方面,有几个临床试验正在进行,希望未来的试验成果能为肺癌新辅助治疗提供新的方向。

三、新辅助免疫治疗

近年来,基于免疫检查点抑制剂(immune checkpoint inhibitors,ICIs)的免疫治疗在极大程度上改变了非小细胞肺癌患者的治疗前景。在免疫检查点抑制剂应用于晚期非小细胞肺癌取得不俗表现后,术前新辅助免疫治疗方案作为一种有效、安全的治疗方案逐渐受到重视。

（一）新辅助单药免疫治疗

2018年发表的前瞻性Ⅱ期临床研究CheckMate159是最早开展的NSCLC新辅助免疫治疗研究。该研究入组21例初治的ⅠA-ⅢA期可切除NSCLC患者,术前接受2个周期纳武利尤单抗(3 mg/kg,2周1次)的新辅助免疫治疗方案,于第4周进行手术。20例患者达到了R0切除,主要病理学缓解(major pathological response,MPR)和pCR分别达45％和15％,远高于过去新辅助化疗方案的20％和4％。[10,19,20]在随访过程中,该方案18个月无复发生存率达73％。该研究3级及以上治疗相关不良反应(treatment-related adverse events,TRAEs)发生率为4.5％。按照RECIST进行评估后认为,该方案副作用小、患者耐受性好且不会延迟应用手术治疗的时间。该研究首次显示了新辅助免疫疗法的有效性和安全性,取得的MPR(45％)高于其他免疫单药新辅助治疗的结果,最大的缺陷是样本量较小,单臂试验无对照组等。[21]

Ⅱ期单臂LCMC3研究[22]进一步证实了免疫单药新辅助的可行性,ⅠB-ⅢA期和经选择ⅢB期NSCLC接受阿替利珠单抗新辅助治疗2个周期后手术,术后阿替利珠单抗辅助治疗1年,MPR达21％,pCR为7％,92％的患者完全切除,驱动基因阳性患者无MPR,提示该类患者不适于免疫新辅助治疗。Ⅱ期研究TOP1501对32例ⅠB-ⅢA期的NSCLC患者采用了术前接受2个周期帕博利珠单抗(200 mg,3周1次)新辅助免疫治疗。研究结果显示,在该方案最终切除的25例患者中MPR达28％,且病理缓解≥50％的患者达80％。术后最常见的不良事件是心房颤动(24％)。[23]ChiCTR-OIC-17013726研究是一项由中国医学肿瘤科学院牵头开展的Ⅰ期研究,纳入了31例ⅠA-ⅢB(T3N2)期可切除NSCLC鳞状细胞癌患者,术前进行两次信迪利单抗给药(200 mg,3周1次),主要研究重点是MPR和客观有效率

(objective response rate，ORR)。研究[24]结果显示，信迪利单抗单药新辅助免疫MPR率为40.5%，pCR为16.2%，3级及以上TR AEs发生率为10%。这一结果证明信迪利单抗用于术前新辅助治疗ⅠA-ⅢB期可切除NSCLC鳞状细胞癌患者安全有效。该方案1年无病生存期(disease-free survival，DFS)达91.7%，2年DFS和OS分别达73.3%和87.5%。上述研究结果表明，对可切除的ⅠB-ⅢA期NSCLC患者(排除*EGFR*突变及*ALK*重排)新辅助单药免疫治疗方案无论应用PD-1抑制剂纳武利尤单抗、帕博利珠单抗，还是PD-L1抑制剂阿替利珠单抗，在保证安全性的前提下取得较高的MPR(19%~45%)。由于上述研究均为单臂研究，缺少对照组，无法直观地与化疗等其他治疗方案进行对比，但与过去新辅助化疗相关研究(MPR约为20%，pCR约为4%)相比，MPR和pCR有明显改善。新辅助单药免疫治疗方案是可行有效的。但是由于目前取得成果的Ⅱ期研究样本量均较小，尚无法在几种药物中进行方案优选，可能需进一步研究确定。

（二）新辅助免疫治疗联合化疗

在新辅助免疫单药治疗取得良好的进展后，许多研究开始关注于新辅助免疫治疗联合化疗或其他药物的联合治疗方案。目前已有多项Ⅱ期试验证明在ⅠB-ⅢA期NSCLC患者中应用术前新辅助免疫治疗联合化疗这一方案的有效性。Ⅱ期研究NADIM试验[25]显示ⅢA期NSCLC患者在术前给予免疫联合化疗新辅助治疗，术后行免疫单药辅助治疗的MPR达82.9%，pCR达63.4%，90%的患者实现了临床分期的病理降级；Ⅱ期研究NCT02716038纳入30例ⅠB-ⅢA期NSCLC患者，术前接受4个周期阿替利珠单抗联合卡铂和白蛋白结合型紫杉醇，结果显示在有效性上，26例成功切除的患者MPR达50%，pCR达21.4%。[26]Ⅲ期研究CheckMate 816[27]进一步证实免疫联合化疗新辅助治疗ⅠB-ⅢA期NSCLC的获益，可降低疾病进展、复发或死亡风险达37%，pCR为24.0%，显著高于化疗组的2.2%，基于此结果，纳武利尤单抗联合化疗成功获批新辅助治疗适应证。NADIM Ⅱ研究[28]再次验证纳武利尤单抗联合化疗对比化疗新辅助治疗ⅢA/B期NSCLC患者具有优势，pCR分别为36.8%和6.9%。当下，免疫单药多为1~2个周期，免疫联合多为2~4个周期，给药周期数仍缺乏统一标准。Ⅱ期研究neoSCORE[29]比较了2个周期和3个周期信迪利单抗联合化疗新辅助治疗的疗效，结果显示3个周期较2个周期MPR率增加14.5%，pCR增加4.9%，但该研究为单中心的小样本研究，结论还需验证。此外，新辅助治疗研究终点的选择尚存争议，pCR、MPR和无事件生存(event-free survival，EFS)是主要的终点替代指标，但能否转化为总生存期(OS)获益仍有争议。

（三）双ICIs(O+Y)新辅助免疫治疗方案

伊匹单抗(ipilimumab)是一种单克隆抗体，能与CTLA-4结合，阻碍CTLA-4与配体的相互作用，增加T细胞的活化和增殖，从而达到抗肿瘤治疗的目的。基于CheckMate-9LA[30]、Hellmann[31]和CheckMate 568[32]等临床试验，纳武利尤单抗联合伊匹单抗(O+Y)这一双ICIs治疗方案被认可为PD-L1≥1%的NSCLC患者的一线治疗方案。许多研究者尝试PD-1/PD-L1抑制剂联合CTLA-4单抗是否可以同样用于新辅助免疫治疗，这类研究取得了一些进展。Ⅱ期试验NEOSTA R对44例可切除的Ⅰ-ⅢA期NSCLC患者中的23例患者行纳武利尤单抗（O 药）单药治疗,同时对剩余的 21 例患者行纳武利尤单抗联合伊匹单抗（O＋Y）联合用药治疗方案,总体 MPR 率为 25％,pCR 为 18％;O＋Y 联合用药组的 MPR、pCR 均高于单药治疗组,分别为 MPR:50％ 比 24％;pCR:38％ 比 10％。安全性的研究发现 O＋Y 方案 3 级及以上 TRAEs 发生率较 O 药单药治疗无显著差异（10％ 比 13％）,也未增加围手术期的发病率及死亡率。该试验证实了对可切除的 Ⅰ-ⅢA 期 NSCLC 患者,纳武利尤单抗联合伊匹单抗新辅助治疗方案较纳武利尤单抗单药方案可以在保证安全性的同时使患者获益。[33]

目前以免疫检查点抑制剂为主的免疫治疗在 NSCLC 新辅助治疗领域已展现出了无限潜力,尤其免疫联合化疗的疗效更加令人欣喜。但不同 PD-(L)1 抑制剂间及不同治疗方案的 MPR 存在较大差异,而且上述研究大部分为 Ⅱ 期研究,高 pCR 和 MPR 率能否转化为长期的生存获益还需要长期随访证实。目前有大量相关研究正在全球范围内开展,期待有 Ⅲ 期大样本临床试验进一步论证术前免疫治疗的疗效、安全性及人群生物标志物,帮助临床筛选出准确获益人群,从而优化治疗策略。

四、新辅助靶向治疗

近 20 年来,靶向治疗的出现改变了晚期非小细胞肺癌的治疗格局,极大延长了晚期 NSCLC 患者的生存时间。在早期及局部晚期 NSCLC 中,越来越多的研究开始探索靶向治疗作为新辅助治疗的可能性。

（一）EGFR 突变的新辅助靶向治疗

在早期的靶向新辅助临床研究中,纳入的病例并不局限于 EGFR 突变的病例。随着 EGFR 突变状态对于靶向治疗效果预测的建立,越来越多的关于靶向新辅助治疗的临床研究展示出可喜的结果。2019 年,韩宝惠等[34]发表了一项前瞻性的单臂 Ⅱ 期临床研究结果,19 例 EGFR 突变阳性的 ⅢA-N2 期 NSCLC 的患者接受了 56 天的厄洛替尼治疗,根治性手术切除率达到 68.4％,21.1％ 的患者达到病理学降期,ORR 达到 42.1％。2019 年,吴一龙等发表了靶向新辅助治疗研究结果（CTONG 1103）[35],该研究选取了 72 例 EGFR 突变阳性的 ⅢA-N2 期 NSCLC 患者,随机分为厄洛替尼新辅助治疗组和传统含铂双药新辅助化疗组,ORR 分别为 54.1％ 和 34.3％（P＝0.09）,厄洛替尼组无进展生存期（progression-free survival,PFS）显著高于化疗组（21.5 个月 比 11.4 个月,P＝0.003）,另外主要病理缓解（major pathologic response,MPR）、手术切除率、淋巴结降期率、毒副反应等指标也均优于化疗组。张扬等[36]在 2021 年发表了术前吉非替尼治疗 Ⅱ-ⅢA 期可手术 NSCLC 患者的研究成果,结果表明 33 名患者的 ORR 为 54.5％（95％CI 37.7～70.7）,MPR 率为 24.2％（95％CI 11.9～40.4）,中位 DFS 为 33.5 个月（95％CI 19.7～47.3）。此外,研究还发现与没有 MPR 的患者相比,MPR 患者的生存期延长（DFS,P＝0.019）。以上研究证明新辅助靶向治疗是安全的,可能是术前治疗 EGFR 突变患者的一种可行方法,为临床治疗提供了更多思路。但仍有很多问题值得进一步研究,比如 TKI 用药疗程,总生存是否有获益,若存在突变基因共存用药方案如何选择,TKI联合化疗或放疗能否取得更大疗效等,期待有更多Ⅲ期临床研究以获得更高级别证据。

(二)其他驱动基因突变的新辅助靶向治疗

相对于*EGFR*突变,其他驱动基因突变发生率更低,因此相关新辅助靶向治疗临床研究更少,大多仅为个案报道。一项回顾性研究纳入11例ALK阳性Ⅲ期NSCLC[37],术前接受克唑替尼治疗的中位时间为28天,ORR达到90.9%,所有患者均接受手术,10例患者为R0切除,有2例患者达到pCR,术后4例患者继续接受克唑替尼辅助治疗。11例患者中有6例在随访过程中出现肿瘤复发,中位DFS为10.1月。SAKULA试验是一项多中心单臂Ⅱ期研究,旨在评估色瑞替尼新辅助治疗Ⅱ-Ⅲ期可切除NSCLC的疗效和安全性。[38]7例患者接受3个周期(28天/周期)色瑞替尼治疗的ORR为100%,最终6例接受了手术切除,MPR为57%,其中pCR为29%。其他驱动基因的新辅助治疗由于其更低的发生率,开展临床研究更为困难,目前仍未见报道,仅有少数研究正在进行。LIBRETTO-001(NCT03157128)研究是一项大型临床试验,旨在评估selpercatinib治疗RET融合突变实体肿瘤的疗效和安全性,样本量为989例,分为7个队列,其中一个队列是针对早期RET融合NSCLC行新辅助治疗。Geometry-N(NCT04926831)研究拟纳入38例可切除MET14跳跃性突变或者*MET*基因扩增的ⅠB-ⅢB期NSCLC患者,评估Capmatinib新辅助治疗的疗效,主要研究终点为MPR率。NAUTIKA1(NCT04302025)研究为一项生物标志物指导Ⅱ期临床试验,拟纳入80例*ALK*、*ROS1*、*NTRK*、*BRAF*、*RET*驱动基因突变的可切除ⅠB-ⅢB期NSCLC,进行相应的靶向新辅助治疗,主要的研究终点也是MPR。未来这些临床试验的结果将为罕见突变的新辅助靶向治疗提供更多的循证医学证据。

五、肺癌新辅助治疗的困境和展望

(一)新辅助治疗的疗效评价

新辅助治疗的短期疗效评价,包括影像学和病理学评估。1981年,世界卫生组织首先明确提出肿瘤治疗反应的规范定义,其中包括目前常用的客观缓解指标,即完全缓解、部分缓解、无变化和疾病进展等。基于此,实体瘤疗效评价标准、免疫相关的缓解标准、实体瘤免疫疗效评价标准等先后被提出并不断更新。解剖及功能的测量、病变数量及淋巴结的评估、影像学缓解指标的更新、正电子发射断层成像-计算机断层扫描(positron emission tomography-computed tomography,PET-CT)的评估、假进展、超进展以及总肿瘤负荷的提出是不同评估标准迭代更新的要点,但依然存在一些争议,这也是目前各临床研究的关注点。国际肺癌研究协会基于肺癌病理缓解程度与患者生存期的相关性,于2020年对新辅助治疗后的肺癌病理评估作了明确定义[39]。主要病理缓解(major pathologic response,MPR)要求≤10%的残余肿瘤;病理学完全缓解(pCR)是指肺癌所有切除标本,包括区域淋巴结苏木精-伊红染色切片完全评估后无任何残余肿瘤细胞。IONESCO研究是首个报道新辅助治疗后NSCLC

病理缓解程度与总生存期(OS)及无疾病生存期相关性的试验。作为目前大多数新辅助治疗临床试验的主要终点,病理缓解状态与患者长期生存结局的相关性仍需进一步验证。

(二)新辅助治疗的手术时间窗

新辅助治疗除了潜在的生存获益,亦存在相应的风险,包括药物直接毒副作用、后续治疗的中断甚至增加手术并发症的发生率等。因此,新辅助治疗与手术之间通常存在一定的间期。一方面,药物治疗后肿瘤的反应需要一定的时间窗口。另一方面,新辅助治疗的毒副作用同样需要时间缓解,以利于患者接受后续治疗;甚至新辅助治疗后不同时间点的手术可能会遇到手术部位组织条件的差异性表现。2016年,Gao等[40]通过回顾分析美国国家癌症数据库1623例ⅢA期NSCLC患者新辅助同步放化疗的资料时,将新辅助治疗结束-手术的间期分为0~3周、3~6周、6~9周及9~12周(超过12周者被排除在外);发现间期在6周以内手术的患者无显著生存差异,而6~9周及9~12周手术的患者OS显著下降。2020年,Rice等[41]对同一数据库后期5946例ⅢA期NSCLC患者进行分析,患者接受新辅助放化疗、化疗或者放疗,其根据所有新辅助治疗结束-手术间期的四分位距,将患者分为三组,间期小于77天、77~114天及大于114天,发现手术间期并不影响早期死亡率,但间期较短者的1年及3年生存期更长。两项研究均为回顾性分析,故而缺乏手术并发症的信息。确定最佳的免疫新辅助治疗和手术时机之前,重要的是要了解T细胞扩增周期和效应T细胞发挥效应的最佳时机,在什么时候切除肿瘤对抗肿瘤免疫的影响最小。早期临床研究,单药免疫阶段一般为18~30天;化疗免疫Ⅱ期临床研究阶段多数间隔时间为3周左右;而化疗免疫Ⅲ期临床研究阶段多数间隔时间在6周左右。新辅助靶向治疗,一般不需要治疗间隔,围手术期可以不停药。总而言之,理想的新辅助治疗后的手术时间间隔还有待进一步探索。

(三)新辅助治疗术后辅助治疗的策略

目前,新辅助治疗后的辅助治疗策略需要多学科共同探讨,根据患者病理结果、身体状态、新辅助治疗方案等协商决定。部分临床试验设计了术后辅助治疗策略,目前主要分为两种,一种为传统的单独放疗、单独化疗或联合放化疗;另一种为包含ICIs的维持或者联合维持治疗;但方案的选择依据以及对患者生存的影响未见披露。虽然目前驱动基因阳性的患者被排除在多数NAI临床试验之外,但这部分患者的新辅助治疗后的辅助治疗策略亦需进一步探讨。

小　结

局部晚期NSCLC的新辅助治疗不仅可以评估药物的治疗反应,缩小原发灶,降低肿瘤期别,提高病灶的可切除性,同时可以治疗微转移灶,减少术后复发及延长生存。传统的新辅助化疗的疗效仍然极为有限,病理完全缓解率较低,中位无病生存期较短。术前联合应用放疗可能提高肿瘤切除率和局控率。新辅助靶向和免疫治疗的出现为传统治疗方案拓展了新的思路,并提供了新的手段和希望。如何掌握术前新辅助治疗的优势及筛选适合人群是治疗的关键。多学科评估及讨论有望给予潜在可切除的局部晚期NSCLC患者提供最佳的单一或者联合新辅助治疗方案,从而获得更高的肿瘤切除率和更好的生存期。

(陈昶、李志新)

参考文献

[1] Pass H I, Pogrebniak H W, Steinberg S M, et al. Randomized trial of neoadjuvant therapy for lung cancer: interim analysis[J]. Ann. Thorac. Surg.,1992,53(6):992-998.

[2] Rosell R, Gomez-Codina J, Camps C, et al. A randomized trial comparing preoperative chemotherapy plus surgery with surgery alone in patients with non-small-cell lung cancer[J]. N. Engl. J. Med.,1994, 330(3):153-158.

[3] Roth J A, Atkinson E N, Fossella F, et al. Long-term follow-up of patients enrolled in a randomized trial comparing perioperative chemotherapy and surgery with surgery alone in resectable stage ⅢA non-small-cell lung cancer[J]. Lung Cancer,1998,21(1):1-6.

[4] Mattson K V, Abratt R P, Ten V G, et al. Docetaxel as neoadjuvant therapy for radically treatable stage Ⅲ non-small-cell lung cancer: a multinational randomised phase Ⅲ study[J]. Ann. Oncol.,2003, 14(1):116-122.

[5] Betticher D C, Hsu S S, Totsch M, et al. Mediastinal lymph node clearance after docetaxel-cisplatin neoadjuvant chemotherapy is prognostic of survival in patients with stage ⅢA pN2 non-small-cell lung cancer: a multicenter phase Ⅱ trial[J]. J. Clin. Oncol.,2003,21(9):1752-1759.

[6] Nagai K, Tsuchiya R, Mori T, et al. A randomized trial comparing induction chemotherapy followed by surgery with surgery alone for patients with stage ⅢA N2 non-small cell lung cancer (JCOG 9209) [J]. J. Thorac. Cardiovasc. Surg.,2003,125(2):254-260.

[7] Vansteenkiste J, Betticher D, Eberhardt W, et al. Randomized controlled trial of resection versus radio therapy after induction chemotherapy in stage ⅢA-N2 non-small cell lung cancer[J]. J. Thorac. Oncol., 2007,2(8):684-685.

[8] Zhou Q, Liu L, Li L, et al. A randomized clinical trial of preoperative neoadjuvant chemotherapy followed by surgery in the treatment of stage Ⅲ non-small cell lung cancer[J]. Zhongguo Feiai Zazhi, 2001,4(4):251-256.

[9] Song W A, Zhou N K, Wang W, et al. Survival benefit of neoadjuvant chemotherapy in non-small cell lung cancer: an updated meta-analysis of 13 randomized control trials[J]. J. Thorac. Oncol.,2010,5 (4):510-516.

[10] Group N M C. Preoperative chemotherapy for non-small-cell lung cancer: a systematic review and meta-analysis of individual participant data[J]. Lancet,2014,383(9928):1561-1571.

[11] Cerfolio R J, Maniscalco L, Bryant A S. The treatment of patients with stage ⅢA non-small cell lung cancer from N2 disease: who returns to the surgical arena and who survives[J]. Ann. Thorac. Surg., 2008,86(3):912-920, 912-920.

[12] Albain K S, Swann R S, Rusch V W, et al. Radiotherapy plus chemotherapy with or without surgical resection for stage Ⅲ non-small-cell lung cancer: a phase Ⅲ randomised controlled trial[J]. Lancet, 2009,374(9687):379-386.

[13] Chen D, Wang H, Song X, et al. Preoperative radiation may improve the outcomes of resectable ⅢA/

N2 non-small-cell lung cancer patients: a propensity score matching-based analysis from surveillance, epidemiology, and end results database[J]. Cancer Med.,2018,7(9):4354-4360.

[14] Bharadwaj S C, Vallieres E, Wilshire C L, et al. Higher versus standard preoperative radiation in the trimodality treatment of stage Ⅲa lung cancer[J]. Ann. Thorac. Surg.,2015,100(1):207-213, 213-214.

[15] Shah A A, Berry M F, Tzao C, et al. Induction chemoradiation is not superior to induction chemotherapy alone in stage Ⅲ A lung cancer[J]. Ann. Thorac. Surg.,2012,93(6):1807-1812.

[16] Pless M, Stupp R, Ris H B, et al. Induction chemoradiation in stage Ⅲ A/N2 non-small-cell lung cancer: a phase 3 randomised trial[J]. Lancet,2015,386(9998):1049-1056.

[17] Krantz S B, Mitzman B, Lutfi W, et al. Neoadjuvant chemoradiation shows no survival advantage to chemotherapy alone in stage Ⅲ A patients[J]. Ann. Thorac. Surg.,2018,105(4):1008-1016.

[18] Weichselbaum R R, Liang H, Deng L, et al. Radiotherapy and immunotherapy: a beneficial liaison? [J]. Nat. Rev. Clin. Oncol.,2017,14(6):365-379.

[19] Arriagada R, Auperin A, Burdett S, et al. Adjuvant chemotherapy, with or without postoperative radiotherapy, in operable non-small-cell lung cancer: two meta-analyses of individual patient data[J]. Lancet,2010,375(9722):1267-1277.

[20] Non-small Cell Lung Cancer Collaborative Group. Chemotherapy in non-small cell lung cancer: a meta-analysis using updated data on individual patients from 52 randomised clinical trials[J]. BMJ,1995,311 (7010):899-909.

[21] Forde P M, Chaft J E, Smith K N, et al. Neoadjuvant PD-1 blockade in resectable lung Cancer[J]. N. Engl. J. Med.,2018,378(21):1976-1986.

[22] Lee J, Chaft J, Nicholas A, et al. PS01.05 Surgical and Clinical Outcomes With Neoadjuvant Atezolizumab in Resectable Stage Ⅰ B - Ⅲ B NSCLC: LCMC3 Trial Primary Analysis[J]. Journal of Thoracic Oncology,2021,16(3, Supplement):S59-S61.

[23] Tong B C, Gu L, Wang X, et al. Perioperative outcomes of pulmonary resection after neoadjuvant pembrolizumab in patients with non-small cell lung cancer[J]. J. Thorac. Cardiovasc. Surg.,2022,163 (2):427-436.

[24] Gao S, Li N, Gao S, et al. Neoadjuvant PD-1 inhibitor (Sintilimab) in NSCLC[J]. J. Thorac. Oncol., 2020,15(5):816-826.

[25] Provencio M, Nadal E, Insa A, et al. Neoadjuvant chemotherapy and nivolumab in resectable non-small-cell lung cancer (NADIM): an open-label, multicentre, single-arm, phase 2 trial[J]. Lancet Oncol.,2020,21(11):1413-1422.

[26] Shu C A, Gainor J F, Awad M M, et al. Neoadjuvant atezolizumab and chemotherapy in patients with resectable non-small-cell lung cancer: an open-label, multicentre, single-arm, phase 2 trial[J]. Lancet Oncol.,2020,21(6):786-795.

[27] Forde P M, Spicer J, Lu S, et al. Neoadjuvant nivolumab plus chemotherapy in resectable lung cancer [J]. N. Engl. J. Med.,2022,386(21):1973-1985.

[28] Provencio M, Serna-Blasco R, Nadal E, et al. Overall survival and biomarker analysis of neoadjuvant nivolumab plus chemotherapy in operable stage Ⅲ A non-small-cell lung cancer (NADIM phase Ⅱ trial) [J]. J. Clin. Oncol.,2022,40(25):2924-2933.

[29] Shao M, Yao J, Wang Y, et al. Two vs three cycles of neoadjuvant sintilimab plus chemotherapy for resectable non-small-cell lung cancer: neoSCORE trial[J]. Signal Transduct. Target. Ther.,2023,8 (1):146.

［30］ Paz-Ares L, Ciuleanu T E, Cobo M, et al. First-line nivolumab plus ipilimumab combined with two cycles of chemotherapy in patients with non-small-cell lung cancer (CheckMate 9LA): an international, randomised, open-label, phase 3 trial[J]. Lancet Oncol.,2021,22(2):198-211.

［31］ Hellmann M D, Paz-Ares L, Bernabe C R, et al. Nivolumab plus ipilimumab in advanced non-small-cell lung cancer[J]. N. Engl. J. Med.,2019,381(21):2020-2031.

［32］ Ready N, Hellmann M D, Awad M M, et al. First-line nivolumab plus ipilimumab in advanced non-small-cell lung cancer (CheckMate 568): outcomes by programmed death ligand 1 and tumor mutational burden as biomarkers[J]. J. Clin. Oncol.,2019,37(12):992-1000.

［33］ Cascone T, William W J, Weissferdt A, et al. Neoadjuvant nivolumab or nivolumab plus ipilimumab in operable non-small cell lung cancer: the phase 2 randomized NEOSTAR trial[J]. Nat. Med.,2021, 27(3):504-514.

［34］ Xiong L, Li R, Sun J, et al. Erlotinib as neoadjuvant therapy in stage ⅢA (N2) EGFR mutation-positive non-small cell lung cancer: a prospective, single-arm, phase Ⅱ study[J]. The Oncologist,2019,24 (2):157-164.

［35］ Zhong W Z, Chen K N, Chen C, et al. Erlotinib versus gemcitabine plus cisplatin as neoadjuvant treatment of stage ⅢA-N2 EGFR-mutant non-small-cell lung cancer (EMERGING-CTONG 1103): a randomized phase Ⅱ study[J]. J. Clin. Oncol.,2019,37(25):2235-2245.

［36］ Zhang Y, Fu F, Hu H, et al. Gefitinib as neoadjuvant therapy for resectable stage Ⅱ-ⅢA non-small cell lung cancer: a phase Ⅱ study[J]. The Journal of Thoracic and Cardiovascular Surgery,2021,161 (2):434-442.

［37］ Zhang C, Li S L, Nie Q, et al. Neoadjuvant crizotinib in resectable locally advanced non-small cell lung cancer with ALK rearrangement[J]. J. Thorac. Oncol.,2019,14(4):726-731.

［38］ Zenke Y, Yoh K, Sakakibara-Konishi J, et al. P1.18-04 Neoadjuvant ceritinib for locally advanced non-small cell lung cancer with ALK rearrangement: SAKULA trial[J]. Elsevier BV, 2019 (10): S626-S627.

［39］ Travis W D, Dacic S, Wistuba I, et al. IASLC multidisciplinary recommendations for pathologic assessment of lung cancer resection specimens after neoadjuvant therapy[J]. J. Thorac. Oncol.,2020,15 (5):709-740.

［40］ Gao S J, Corso C D, Wang E H, et al. Timing of surgery after neoadjuvant chemoradiation in locally advanced non-small cell lung cancer[J]. J. Thorac. Oncol.,2017,12(2):314-322.

［41］ Rice J D, Heidel J, Trivedi J R, et al. Optimal surgical timing after neoadjuvant therapy for stage Ⅲa non-small cell lung cancer[J]. Ann. Thorac. Surg.,2020,109(3):842-847.

第二章 非小细胞肺癌术后复发的精准外科治疗进展

手术根治性切除术是目前可能治愈早期非小细胞肺癌(NSCLC)的主要手段。然而即使接受了完全根治性手术切除后,30%~75%的NSCLC患者最终会复发,总体的术后5年生存率仍然低于50%。根治性切除后的NSCLC患者根据术后病理分期的不同,5年无复发生存率差异很大。据报道,ⅠB-ⅢB期患者的5年无病生存率为17%~73%。与采用非手术治疗的远处转移不同,4.6%~24%的患者完全切除后仅出现局部复发。Niibe等[1]提出了"寡复发"的概念,即指原发性肺肿瘤局部治疗后出现的局部或肺内其他部位的复发。文献报道NSCLC复发后生存期较短,若不治疗,生存期仅为8~14个月。临床上有些学者提出对这类局部复发患者行局部根治性治疗可能改善生存率。[2,3]本章主要总结已接受过根治性切除术后的NSCLC患者出现寡复发的精准治疗进展。

一、NSCLC根治术后复发的治疗现状

既往通常全身化疗被认为是复发性肺癌的主要治疗选择。随着治疗手段及监测手段的进步,寡转移可视为早期转移和广泛转移之间的过渡状态(肿瘤负荷有限、独特的肿瘤生物学行为),由于转移灶的数量和受累器官的数量相对有限,经过更积极的局部治疗,有潜在治愈的机会。但是目前国内对寡转移认识不足,在治疗上多以系统治疗为主,尤其是在过去十年里,分子靶向药物治疗和免疫治疗取得了令人瞩目的发展。然而随着胸腔镜手术和热消融技术的广泛开展,对于局部治疗后的寡复发、系统治疗后的寡进展等寡转移的NSCLC患者采用局部巩固治疗可以改善总生存和无进展生存期(PFS)。

Matsuguma等[4]回顾1408例行根治性肺癌切除术的NSCLC患者,证实对于近期出现复发的寡复发患者行根治性局部治疗可以获得较好的无复发生存率。Lin等[5]报道NSCLC根治性术后局部复发行立体定向放射治疗(stereotactic body radiation therapy,SBRT)可有明显的生存获益,3年总生存率可达到45.3%。Sonoda等[6]也同样证实了在NSCLC术后寡转移行局部切除术或者放射治疗,相对于未行局部治疗组的患者,术后无复发生存率明显增高(55.6%比31.1%)。Han等[7]不仅证实治愈性手术切除对NSCLC根治术后寡转移患者的生存获益,同时提示初次手术采取胸腔镜手术的患者可能获益更多。总的来说,越来越多的研究证实术后寡转移或者寡复发行局部治疗可能有潜在的生存获益。目前局部治疗或局部共同治疗包括手术、放疗和热消融等,其疗效主要取决于MDT管理模式。

二、NSCLC根治性术后复发转移模式的空间特征

术后复发的机制可用肿瘤休眠假说来解释,该种假说设定所有的肺癌患者体内均存在隐匿型微转移,且处于一种相对稳定的状态,大部分不会促进肿瘤生长,但是手术会破坏这种稳定状态,从而刺激休眠的肿瘤细胞增殖,加速复发过程,最终导致复发。近年来,NSCLC根治性切除术后复发转移的空间特征得到越来越多的关注。根据既往文献及胸外科领域的一致共识,手术切缘、吻合口、支气管残端、同侧胸壁、同侧胸膜、同侧肺或同侧区域淋巴结复发定义为局部复发,对侧肺及淋巴结(包括颈部或腹部淋巴结)、脑、骨、肝等实体器官复发定义为远处转移。远处转移是肺癌复发最常见的部位,局部复发所占比例较小,多项研究的结果均支持这一结论。表2.1展示了NSCLC根治性切除术后局部复发率与远处转移率的对比。既往文献结果显示,早中期NSCLC患者接受根治性切除手术后,远处转移的比例为14%～25.5%,局部复发比例为3.2%～8.7%。随着分期的提高,复发的部位也不一样,分期为Ⅰ期时,局部复发率和远处复发率相近,约为10%;分期为ⅡB-ⅢA期时,局部复发率为12%～15%,而远处复发率则达到40%～60%。

表2.1 NSCLC根治性切除术后局部复发率与远处转移率

作　者	年份	总数(n)	TNM分期	中位随访时间(月)	总复发率	局部复发率	远处复发率
Nakagawa[8]	2008	397	Ⅰ	74.2	21.9%	7.6%	14.4%
Koo[9]	2011	310	Ⅰ-Ⅲ	60.0	34.2%	8.7%	25.5%
Demicheli[10]	2012	1506	Ⅰ-ⅢA	60.0	25.8%	6.8%	19.0%
Hung[11]	2012	756	Ⅰ	67.7	28.2%	6.7%	21.4%
Lou[12]	2013	1294	Ⅰ-Ⅱ	35.0	19.9%	5.2%	14.7%
Zhu[13]	2014	994	T1a-2bN0M0	73.2	25.7%	3.2%	22.5%
Yamauchi[14]	2015	1374	Ⅰ-ⅢA	—	36.5%	9.7%	26.8%
Wong[15]	2016	9001	Ⅰ-Ⅲ	60.0	33.8%	12.3%	21.5%
Watanabe[16]	2016	829	Ⅰ-ⅢB	65.6	33.1%	15.4%	17.6%
Zhang[17]	2018	2017	Ⅰ-Ⅲ	36.2	31.8%	—	—
Watanabe[18]	2020	1289	Ⅰ-ⅢA	47.4	11.8%	—	—

三、NSCLC根治性术后复发再手术的切除范围

目前对于肺癌术后复发没有明确的手术治疗指南,约4%的术后局部复发患者有可能

接受余肺切除手术。手术切除是治疗肺寡转移的主要方法之一。手术再切除存在一定的难度且并发症多,所以需要慎重选择。最常见的再切除的手术方式通常为补充性全肺切除术,原因是绝大多数需要这种手术的患者既往接受过肺叶切除术或双叶切除术。部分外周型局部复发的肺癌患者可以考虑行亚肺叶切除术。如确定为转移性肺癌位于同侧者可行肺段和楔形切除并清扫纵隔淋巴结。由于肺段和楔形切除均为姑息性手术,术后应局部放疗以防止复发。肺癌的再手术治疗,尤其是余肺切除因为首次手术及术后的放化疗可引起肺门和血管周围的粘连纤维化以及瘢痕形成,加之肺门纵隔淋巴结的转移以至融合形成所谓的"肺门冰冻"。因此实施余肺切除的患者心包内处理血管的比例通常较高,对于肺门严重粘连的患者我们中心的经验是可采用支气管优先的原则。此法尤其适用于放疗后余肺切除的患者。对于再次手术涉及隆突癌侵者应积极主动必要时实施隆突成形术。肿瘤侵及胸壁,如患者条件许可可以实行余肺切除并胸壁部分切除。

四、NSCLC根治性术后复发再次手术的安全性及预后

术后复发再次手术的术后并发症较高,文献报道手术死亡率一般为3.4%~33.3%,围手术期并发症率一般为22%~62.6%,支气管胸膜瘘率为3.6%~24.1%(表2.2)。文献报道的死亡率及并发症率范围较广,可能与不同研究并发症定义不同和纳入所有类型的适应证不同有关。鉴于补充全肺切除术后支气管胸膜瘘的比例明显升高,支气管残端保护是至关重要的,特别是在右侧手术中。支气管残端常见保护方法和取材主要包括利用腹腔内带蒂血管化的大网膜瓣、肋间肌瓣、隔膜瓣、心包脂肪等覆盖支气管残端。

Riquet等[19]对116例术后再次发生肺癌的病例,观察到二次原发和复发肺癌5年生存率为44.9%和24.9%,两者无差异,并且在病灶位置、淋巴结转移情况上两者生存率也无差异。姜格宁等[20]比较根治性术后局部复发和二次原发肺癌的外科治疗,复发肺癌手术后的5年生存率为19.2%,二次原发肺癌5年生存率为25.6%,两者之间的差异无明显统计学意义。在不同手术方式对术后局部复发术后预后影响的观察中,肺叶/全肺切除者生存率明显好于部分切除术者(29.3%比16.7%,$P=0.008$);对于术后复发行补充全肺的病例而言,文献报道5年生存率为23%~44.5%(表2.2)。

表2.2　NSCLC根治性切除术后局部复发行补充全肺切除术后围手术期风险及长期预后

作　者	年份	病例数	30天术后死亡率	手术并发症率	支气管胸膜瘘率	5年生存率
Massard[21]	1995	37	10.8%	NA	NA	44.5%
Terzi[22]	1995	59	3.4%	30%	NA	25%
Tronc[23]	1999	77	10.5%	22%	10.4%	29%
Miller[24]	2002	115	17.6%	62.6%	7%	NA
Guginno[25]	2004	55	11.9%	58.2%	12.7%	44%

续表

作　者	年份	病例数	30天术后死亡率	手术并发症率	支气管胸膜瘘率	5年生存率
Jungraithmayr[26]	2004	26	33.3%	29.3%	NA	23%
Chataigner[27]	2007	69	12.7%	40.6%	10%	41%
Cardillo[28]	2012	152	10.5%	55.1%	7.9%	NA
Yazgan[29]	2018	29	24.1%	44.8%	24.1%	NA
White[30]	2020	28	3.6%	46.4%	3.6%	43.1%

五、NSCLC 根治性术后局部复发的非手术治疗方法

对于肺癌根治术后局部复发的非手术局部治疗方法包括 SBRT、射频消融术等。

SBRT 因其较高的局部控制率和较低的毒副作用,已经逐渐成为复发性 NSCLC 患者局部治疗的主要方法之一。Sun 等[31]证实了对复发性 NSCLC 行挽救性 SBRT 可获得绝佳的局部控制率和 56.5% 的 5 年总生存率。同时 SBRT 术后的中性粒细胞/淋巴细胞比例越高提示总生存率越差。同时有文献报道 SBRT 联合免疫药物或者靶向药物可能增强其对 NSCLC 复发的治疗效果[32-34]。目前暂无前瞻性研究的证据比较 SBRT 与手术切除术对于 NSCLC 术后复发寡转移的治疗效果。治疗方式的选择不仅应根据潜在局部控制率和可能的生存获益,还应结合患者身体的耐受情况。手术切除具有获得肺组织的病理评估的优势,有利于后期治疗方案的指导。然而 SBRT 可以激发机体肿瘤微环境的免疫功能。因此目前 SBRT 逐渐成为 NSCLC 术后寡转移手术切除的替代方式之一[35]。

射频消融术(radiofrequency ablation,RFA)最佳适应证是不能接受手术切除的术后复发者,并且优先用于病灶位于肺实质内的小于 3 cm 的患者。早在 2012 年,Kodama 等[36]总结了肺部消融在肺癌根治性术后寡转移和寡复发情形中的应用。对于 44 例 NSCLC 术后复发的患者的 51 个复发病灶进行消融,1 年、3 年及 5 年的总生存率分别为 99.7%,72.9% 及 55.7%,且仅有 3 例(5.5%)发生 3 级或 4 级以上并发症。热消融的局部控制率在前瞻性队列中为 82%~88%,回顾性研究中为 55%~92%。Lanuti 等[37]认为对于大于 3 cm 或者涉及肺段血管的复发病灶行 RFA 应谨慎,可能存在较大的局部控制失败率。然而挽救性的 SBRT 或者重复的射频消融并未增加并发症,同时对总生存率无明显影响。文献同时报道 RFA 的实施不受手术引起的粘连和放射治疗引起的肺炎的影响,可作为前两种局部治疗方式的替代或者补充。

小　结

总之,对于术后肺癌复发的最佳治疗方法的选择并没有统一的方案。再次手术是一个

有价值的选择,但如何进行患者的选择仍然是一个主要的挑战。对于这种复发,选择合适的治疗方式需要基于病人的具体情况及多学科团队的讨论。

（陈昶、李志新）

参考文献

[1] Niibe Y, Hayakawa K. Oligometastases and oligo-recurrence: the new era of cancer therapy[J]. Jpn. J. Clin. Oncol.,2010,40(2):107-111.

[2] Hishida T, Nagai K, Yoshida J, et al. Is surgical resection indicated for a solitary non-small cell lung cancer recurrence?[J]. The Journal of Thoracic and Cardiovascular Surgery,2006,131(4):838-842.

[3] Subotic D, van Schil P, Grigoriu B. Optimising treatment for post-operative lung cancer recurrence[J]. European Respiratory Journal,2016,47(2):374-378.

[4] Matsuguma H, Nakahara R, Wakamatsu I, et al. Definitive local therapy for oligo-recurrence in patients with completely resected non-small cell lung cancer[J]. American Journal of Clinical Oncology, 2020,43(3):210-217.

[5] Lin Q, Zhou N, Zhu X, et al. Outcomes of SBRT for lung oligo-recurrence of non-small cell lung cancer: a retrospective analysis[J]. Journal of Radiation Research,2022,63(2):272-280.

[6] Sonoda D, Matsuura Y, Kondo Y, et al. Comparison of local therapy in patients with lung oligo-recurrence of non-small-cell lung cancer[J]. Journal of Surgical Oncology,2021,123(8):1828-1835.

[7] Han S J, Cho S, Yum S, et al. Surgical treatment of pulmonary oligorecurrence after curative resection for non-small-cell lung cancer[J]. Interactive Cardio Vascular and Thoracic Surgery,2020,30(1): 18-23.

[8] Nakagawa T, Okumura N, Ohata K, et al. Postrecurrence survival in patients with stage I non-small cell lung cancer[J]. Eur. J. Cardiothorac. Surg.,2008,34(3):499-504.

[9] Koo H K, Jin S M, Lee C H, et al. Factors associated with recurrence in patients with curatively resected stage Ⅰ-Ⅱ lung cancer[J]. Lung Cancer,2011,73(2):222-229.

[10] Demicheli R, Fornili M, Ambrogi F, et al. Recurrence dynamics for non-small-cell lung cancer: effect of surgery on the development of metastases[J]. J. Thorac. Oncol.,2012,7(4):723-730.

[11] Hung J J, Jeng W J, Hsu W H, et al. Predictors of death, local recurrence, and distant metastasis in completely resected pathological stage-Ⅰ non-small-cell lung cancer[J]. J. Thorac. Oncol.,2012,7(7): 1115-1123.

[12] Lou F, Huang J, Sima C S, et al. Patterns of recurrence and second primary lung cancer in early-stage lung cancer survivors followed with routine computed tomography surveillance[J]. J. Thorac. Cardiovasc. Surg.,2013,145(1):75-81, 81-82.

[13] Zhu J F, Feng X Y, Zhang X W, et al. Time-varying pattern of postoperative recurrence risk of early-stage (T1a-T2bN0M0) non-small cell lung cancer (NSCLC): results of a single-center study of 994 Chinese patients[J]. PLoS One,2014,9(9):e106668.

[14] Yamauchi Y, Muley T, Safi S, et al. The dynamic pattern of recurrence in curatively resected non-small cell lung cancer patients: experiences at a single institution[J]. Lung Cancer,2015,90(2): 224-229.

[15] Wong M L, Mcmurry T L, Stukenborg G J, et al. Impact of age and comorbidity on treatment of non-small cell lung cancer recurrence following complete resection: a nationally representative cohort

study[J]. Lung Cancer,2016,102:108-117.

[16] Watanabe K, Tsuboi M, Sakamaki K, et al. Postoperative follow-up strategy based on recurrence dynamics for non-small-cell lung cancer[J]. Eur. J. Cardiothorac. Surg.,2016,49(6):1624-1631.

[17] Zhang Y, Zheng D, Xie J, et al. development and validation of web-based nomograms to precisely predict conditional risk of site-specific recurrence for patients with completely resected non-small cell lung cancer: a multiinstitutional study[J]. Chest,2018,154(3):501-511.

[18] Watanabe K, Sakamaki K, Ito H, et al. Impact of the micropapillary component on the timing of recurrence in patients with resected lung adenocarcinoma[J]. Eur. J. Cardiothorac. Surg.,2020,58(5):1010-1018.

[19] Riquet M, Cazes A, Pfeuty K, et al. Multiple lung cancers prognosis: what about histology?[J]. Ann. Thorac. Surg.,2008,86(3):921-926.

[20] 姜格宁,刘明,丁嘉安,等. 复发及二次原发肺癌的外科治疗[J]. 中华胸心血管外科杂志,2009,25(1):50-51.

[21] Massard G, Lyons G, Wihlm J M, et al. Early and long-term results after completion pneumonectomy[J]. Ann. Thorac. Surg.,1995,59(1):196-200.

[22] Terzi A, Furlan G, Terrini A, et al. Completion pneumonectomy: experience with 47 cases[J]. Thorac. Cardiovasc. Surg.,1995,43(1):52-56.

[23] Tronc F, Gregoire J, Rouleau J, et al. Techniques of pneumonectomy. Completion pneumonectomy[J]. Chest Surg. Clin. N. Am.,1999,9(2):393-405.

[24] Miller D L, Deschamps C, Jenkins G D, et al. Completion pneumonectomy: factors affecting operative mortality and cardiopulmonary morbidity[J]. Ann. Thorac. Surg.,2002,74(3):876-884.

[25] Guggino G, Doddoli C, Barlesi F, et al. Completion pneumonectomy in cancer patients: experience with 55 cases[J]. Eur. J. Cardiothorac. Surg.,2004,25(3):449-455.

[26] Jungraithmayr W, Hasse J, Olschewski M, et al. Indications and results of completion pneumonectomy[J]. Eur. J. Cardiothorac. Surg.,2004,26(1):189-196.

[27] Chataigner O, Fadel E, Yildizeli B, et al. Factors affecting early and long-term outcomes after completion pneumonectomy[J]. Eur. J. Cardiothorac. Surg.,2008,33(5):837-843.

[28] Cardillo G, Galetta D, van Schil P, et al. Completion pneumonectomy: a multicentre international study on 165 patients[J]. Eur. J. Cardiothorac. Surg.,2012,42(3):405-409.

[29] Yazgan S, Ucvet A, Gursoy S, et al. Completion pneumonectomy: indications and outcomes in non-small cell lung cancer[J]. Turk. Gogus. Kalp. Damar. Cerrahisi. Derg.,2018,26(4):626-635.

[30] White A, Kucukak S, Lee D N, et al. Completion pneumonectomy is safe and effective in select patients with recurrent non-small cell lung cancer[J]. J. Thorac. Dis.,2020,12(3):217-222.

[31] Sun B, Brooks E D, Komaki R, et al. long-term outcomes of salvage stereotactic ablative radiotherapy for isolated lung recurrence of non-small cell lung cancer: a phase Ⅱ clinical trial[J]. Journal of Thoracic Oncology,2017,12(6):983-992.

[32] Wang Z, Wei L, Li J, et al. Combing stereotactic body radiotherapy with checkpoint inhibitors after oligoprogression in advanced non-small cell lung cancer[J]. Transl. Lung Cancer Res.,2021,10(12):4368-4379.

[33] Wrona A, Dziadziuszko R, Jassem J. Combining radiotherapy with targeted therapies in non-small cell lung cancer: focus on anti-EGFR, anti-ALK and anti-angiogenic agents[J]. Transl. Lung Cancer Res.,2021,10(4):2032-2047.

［34］ Theelen W，Peulen H，Lalezari F，et al. Effect of pembrolizumab after stereotactic body radiotherapy vs pembrolizumab alone on tumor response in patients with advanced non-small cell lung cancer：results of the PEMBRO-RT phase 2 randomized clinical trial［J］. JAMA Oncol.，2019，5（9）：1276-1282.

［35］ Yuan Q，Wang W，Zhang Q，et al. Clinical features and prognostic factor of thoracic postoperative oligo-recurrence of non-small-cell lung cancer［J］. Cancer Manag. Res.，2020，12：1397-1403.

［36］ Kodama H，Yamakado K，Takaki H，et al. Lung radiofrequency ablation for the treatment of unresectable recurrent non-small-cell lung cancer after surgical intervention［J］. Cardiovasc. Intervent. Radiol.，2012，35（3）：563-569.

［37］ Lanuti M，Sharma A，Willers H，et al. Radiofrequency ablation for stage Ⅰ non-small cell lung cancer：management of locoregional recurrence［J］. Ann. Thorac. Surg.，2012，93（3）：921-927，927-988.

第三章　肺上沟瘤的精准外科治疗

肺上沟瘤,也称为Pancoast瘤,是指原发于肺尖部的肿瘤,是非小细胞肺癌的一个独特临床亚型,占比不足5%。Pancoast瘤位于胸腔顶部,其常侵犯临近的第1肋骨、椎体、胸顶部血管、神经或胸壁组织等胸廓入口结构。[1]由于Pancoast瘤所发生的区域解剖结构复杂,对手术入路技术要求很高,因此完全切除的困难较大。在最初的一段时间内,Pancoast瘤被认为是无法手术且不可治愈的。随着技术的进步,针对Pancoast瘤的外科治疗一直是胸外科临床诊疗中的重点和难点。

近年来,胸外科手术技术的创新和多学科联合诊疗模式的建立使得Pancoast瘤手术更加安全、便捷和有效。通过应用人工血管旁路、人造骨骼材料置换等新技术,可以处理肿瘤侵犯锁骨下血管、臂丛、胸壁和椎体等区域的复杂情况,使得复杂的Pancoast瘤有了根治性手术的可能。因此,本章拟结合现有的研究对Pancoast瘤的外科治疗技术进行概述。

一、外科解剖特征

胸廓入口代表胸部的顶端和边界,其位于颈部和纵隔之间。胸骨和第1肋软骨在前方,第1胸椎在后方,第1肋骨在侧面代表胸廓入口的边缘。食道、气管以及供应头部和上肢的大血管穿行于胸廓入口。在局部解剖学特征上,附着在第1、2肋骨上的前、中、后斜角肌分别将胸廓入口划分为三个区域。[2,3]前间隔又称为"锁骨前区域",位于前斜角肌伸入第1肋骨的前方的区域,内含有颈阔肌、胸锁乳突肌、颈外及颈前静脉、锁骨下静脉及颈内静脉。中间隔又称为"斜角肌间区域",位于从前斜角肌的后边界延伸至中斜角肌的后缘,包含前斜角肌表面的膈神经、锁骨下动脉及分支、臂丛主干。后间隔又称为"斜角肌外区域",位于中间隔向后延伸至中斜角肌,内含有胸长神经、肩胛后动脉、交感神经链、星状神经节、椎体和肋间神经。对上述3个间隔内组织辨认及解剖是Pancoast瘤或颈胸交界处肿瘤手术的关键点和难点。[2,3]

二、病理生理学

由于Pancoast瘤压迫或浸润周围解剖结构,其通常会产生多种体征和症状,我们将其统称为Pancoast综合征[3]。肩痛是最常见的临床表现,主要是由于肿瘤向胸膜壁层,胸内筋膜,第1、2肋骨,胸椎和臂丛神经浸润所致。疼痛可向上放射至头颈部,向下放射至肩胛骨内侧、腋部、胸前部和尺神经分布区。当肿瘤侵犯臂丛下干C8、T1神经根及T2神经根时，第4和第5指会出现皮肤感觉异常和疼痛，前臂、手臂和手也会出现疼痛。在更晚期的病例中，手部内在肌支配神经的受累可能会导致精细运动技能受损、握力下降和不同程度的肌肉萎缩。当肿瘤侵犯交感神经链或星状神经节时，由于神经源性刺激，可以观察到多汗症和面部潮红（仅在同一侧）。此外，晚期病例中可能会出现同侧瞳孔缩小、眼球内陷、眼睑下垂和颜面无汗等表现的霍纳综合征。[3]

三、Pancoast瘤治疗发展历史

1932年，美国宾夕法尼亚大学医院的放射科医生Pancoast H K首次报道了肺顶端肿瘤的放射学和临床特征，这类特殊的肿瘤侵犯了胸廓出口的解剖结构，故也称Pancoast瘤。[4] 1946年，Herber和Watson随访了8例Pancoast瘤患者，发现所有的患者在确诊后10个月内死亡。[5] 1954年，Haas等人对Pancoast瘤患者采取姑息性外照射，结果4例患者疼痛得到了明显缓解。[6] 1956年，Chardask和MacCallum对1例患者采取了放射治疗联合手术切除，该患者存活时间超过了5年。[7] 1961年，Shaw和Paulson首次描述了术前采取局部放疗，而后采用后入路开胸进行根治性手术。该方法较以往的治疗方式有更高的5年生存率和局部控制率，随后其被称为"保尔森"法。[8] 1979年，Masaoka等人描述了一种前入路切口治疗Pancoast瘤的方法。该方法保证了肿瘤、锁骨下动脉、臂丛神经、肋骨后方和椎体边界的良好暴露。[9] 1993年，Niwa和Masaoka等人对"保尔森"法进行改良而设计出一种钩形切口，它能够更好地暴露胸壁及前胸壁顶部结构，完成对受侵锁骨下血管、同侧锁骨上淋巴结、臂丛及椎体的处理。[10] 1993年，Dartevelle等人描述了经颈-胸前入路的方法，随后被定义为"Dartevelle"法。该技术包括L形颈椎前切口及锁骨内半部分切除，能够较好地暴露锁骨下血管。[11] 1997年，Grunenwald和Spaggiari描述了经胸骨柄L形入路的术式，该术式可以较好地处理锁骨下区域和切除神经血管结构，避免了切除锁骨而带来的功能损伤和美观影响。[12] 2002年，Martinod等人研究表明，完全手术切除是Pancoast瘤的最佳治疗方法，手术入路并不影响患者的5年生存率，而术前放疗可以改善患者的预后及手术的完全切除率。[13] 2008年，Jain等人描述了一种后入路方法，可整体切除侵犯脊柱的Pancoast瘤。该方法以固定器等器械稳定脊柱，可一期切除肿瘤。[14] 2009年，Bolton采取了分期手术的方式处理侵犯脊柱的Pancoast瘤，即一期完成正中入路的肿瘤切除，1～2周后加行前侧切口完成剩余部分。[15] 2012年，Shikuma报道了一种电视胸腔镜手术联合经前入路治疗Pancoast瘤的技术。该技术能够提供较好的手术视野和更小的损伤。[16] 2014年，Nomori等人报道了一种改良活板门开胸术，总结了33例Pancoast瘤患者的手术经验。研究表明，第1肋骨断开的活板门开胸术为切除Pancoast瘤提供了充分的视野暴露和手术路径。[17] 2017年，Pacchiarotti利用机器人辅助系统协助Pancoast瘤的手术治疗。报道表明，利用机器人辅助系统联合前入路切除Pancoast瘤是安全且有效的。[18] 2019年，Uchida等人评估了三联疗法（同步放化疗联合手术治疗）对Pancoast瘤患者结局的影响。研究发现，三联疗法是有效的，能改善患者的长期生存率。[19] 2022年，Wang等人描述了一种一期后入路治疗侵犯脊柱的T4期Pancoast瘤的方法。

研究表明,结合脊柱重建技术的肿瘤整体切除是安全有效的。[20]

四、外科治疗的进展

(一)后胸入路术式

1961年,Shaw和Paulson利用后胸入路高后外侧胸廓切口进行Pancoast瘤的切除,后被称为Shaw-Paulson术式,是Pancoast瘤的经典术式。[21]其利用长肩胛旁切口,即从肩胛骨与脊柱之间围绕肩胛骨尖一直向前延伸到腋窝前线。主要包括:① 标准地开胸探查胸膜腔,并评估胸壁、肺实质、胸腔入口和纵隔结构的受累情况来确认肿瘤是否可完整切除;② 在肩胛骨尖端方向后下切开,然后在肩胛骨内侧边界和椎体之间垂直切开,直到第七颈椎;③ 分离背阔肌、斜方肌和位于肩胛骨的前锯齿肌、菱形肌等,肩胛背神经和肩胛动脉都应该小心保留;④ 当胸壁广泛暴露时,首先完成胸壁切除,以便进行后续的肺切除;⑤ 在绝大多数Pancoast瘤中,往往有第1、2肋骨的受累,需要尽可能对骨结构进行整体切除;⑥ 若需要切除更多的肋骨,则可以通过刚性假体重建胸壁,以防止肩胛骨结构改变;⑦ 椎体浸润通常被认为是Pancoast瘤手术切除的禁忌证。[21]然而,有一些报道后入路治疗侵犯脊柱的T4期Pancoast瘤的方法,可进行完整的肿瘤切除,且预后较好。[3,20]此入路的优势在于可充分暴露胸壁后端、胸廓入口中后部以及肺门,尤其是显露脊椎、胸神经根及神经丛,便于进行受累脊椎和胸神经根的切除;缺点是对胸顶壁、胸前壁暴露欠佳,难以探查肿瘤对锁骨下血管、胸导管等结构的侵犯程度及进行相应的处理。[22,23]

Niwa和Masaoka对Shaw-Paulson术式的切口进行了钩形设计,即切口的前端向上前方斜行至胸锁关节,长切口从第7颈椎环绕肩胛周围,从腋下一直延伸至乳头上方锁骨中线,从而充分暴露胸壁及前胸壁顶部结构,便于对锁骨下血管、臂丛神经、同侧锁骨上淋巴结以及椎体进行分离和处理。[10,24]该术式的缺点是切口较大,肩胛带肌肉破坏严重,易引起术后切口并发症及上肢活动受限,故该术式未得到广泛的推广。上三肋及肩胛下的胸壁的缺损一般不需要修补,肩胛骨和锁骨可以遮盖第1~3肋骨骨性缺损。[3,23]Shaw-Paulson术式以及钩形术式至今仍被频繁地用于切除位于胸腔入口后方的Pancoast瘤。[22]

(二)前胸入路术式

1993年,Dartevelle等人首次描述了经颈-胸前入路切口,又称为"Dartevelle"术式。[11]该研究报道了29例侵犯胸廓入口和胸壁的Pancoast瘤患者手术结局。所有患者均得到了肿瘤的整体切除,其中9例仅采用经颈-胸前入路,20例患者联合了开胸手术。研究中有14例患者进行了楔形切除术、14例肺叶切除术和1例肺切除术,未出现围手术期死亡。这些患者的中位随访时间为2.5年,2年和5年生存率分别为50%和31%。[11]研究表明,这种经颈-胸前入路提供了一种安全的、可较好暴露胸腔结构的方法,能够提高患者的长期生存率。[11]该技术包括L形颈椎前切口,切口沿胸锁乳突肌的前缘延伸到锁骨的外侧,然后切除锁骨内半部分,提供极好的锁骨下血管暴露。主要包括以下步骤:① 分离胸锁乳突肌在胸骨上的附着处,可以较好地解剖或切除锁骨下静脉和锁骨上动脉的上部;② 由颈静脉和锁骨下静脉开始解剖,在左侧手术时,可能需要结扎胸导管;③ 若肿瘤侵犯无名静脉、前斜角肌或膈神经,可以直接切除血管、肌肉和神经;④ 如果肿瘤侵犯锁骨下动脉,则应进行血管成形或人工血管置换;⑤ 解剖锁骨下动脉,通常需要解剖和隔离乳内动脉、颈升动脉,很少需要分离椎动脉;⑥ 若有臂丛神经浸润,则臂丛下干C8、T1神经根可以解剖至脊椎孔;⑦ 随后,椎体、交感神经链和星状神经节很容易暴露并从肿瘤中释放出来;⑧ 切除第1、2肋骨则可以完整切除肺实质内的肿瘤;⑨ 若肿瘤侵犯胸廓入口后部,可能需要额外的后开胸术以更好地切除胸壁并控制肺部血管。[11,25]该切口对于提高Pancoast瘤完整切除率和手术安全性有较大帮助。其最大优点是可以充分显露胸廓入口的重要组织结构,经此切口可直接探查胸廓入口如锁骨下血管、臂丛、胸导管等结构的侵犯程度。同时,可以彻底、安全地游离和切除受累的锁骨下血管和部分臂丛神经,方便进行锁骨下血管的重建,尤其适合靠前的肺尖部肿瘤。[23]其局限性是对于后胸壁、肺门血管显露差,影响肩关节活动功能以及整体美观。研究表明,这种经颈-胸入路术式提供了一种安全、有效地暴露胸腔入口的根治性手术方法,能够提高Pancoast瘤患者的长期生存率。[11]

1979年,Masaoka等人提出了一种前入路方法以治疗侵犯胸廓入口且累及血管的Pancoast瘤。该入路包括上正中胸骨切开,向前延伸至第4肋间隙,以及延伸至同一侧的颈基底部锁骨上方横切口。该切口可广泛暴露肿瘤、前上胸壁、锁骨下血管、臂丛、椎体和肋骨后部等结构,同时保留了胸锁关节的完整性。主要可包括以下步骤:① 前胸壁回缩后,可分离锁骨下血管和臂丛神经;② 迷走神经和膈神经需仔细辨别,若无浸润情况应予以隔离;③ 解剖尺神经的第8颈神经根和第1胸神经根,若存在肿瘤浸润锁骨下血管,应予以重建;④ 解剖斜角肌并切除肿瘤浸润的肋骨,通常包括第1和第2肋骨(第3肋骨较少见);⑤ 若肿瘤侵犯包括髂肋肌、背阔肌和颈椎半脊肌等椎旁肌肉的某些部位,可能需要进行切除;⑥ 完成以上步骤后,可安全地进行肺切除及纵隔淋巴结清扫。[9,22,26]因该切口创伤大,存在较大局限性,未得到广泛应用。1997年,Grunenwald等人为了克服Masaoka入路的局限性,将其改良为一种经胸骨柄的L形入路[12],又称为Grunenwald-Spaggiari入路。该入路包括沿胸锁乳突肌前缘行L形皮肤切口,穿过胸骨切迹,然后沿锁骨下2指处的水平线向外侧延伸,胸骨柄的上四分之一被切开,并通过分离第1肋骨及肋软骨关节来移动第1肋骨。此入路可以很好地进入锁骨下区域,兼顾高位锁骨下血管和臂丛神经的解剖、切除和重建,从而避免了锁骨切除造成的外观和功能的破坏,降低术后并发症的发生率。[2,12,22]目前,该术式是Pancoast瘤患者行前入路手术的最常选择之一。[2]半蛤壳切口和活板门切口最初常用于纵隔肿瘤和锁骨下血管创伤的手术治疗。Bains和Rusca等人利用这两种前入路方法,采用活板门切口(半蛤壳状切口加胸骨上延伸)治疗侵犯胸廓入口并累及血管的Pancoast瘤,又称为Hemiclamshell术式。[23,27,28]该切口沿胸骨中线垂直向下,在第3或第4肋间隙以L形向腋窝方向横向延伸。将胸壁向上外侧抬高,使得侵犯上纵隔和肺尖的肿瘤得以较好地暴露。[22,23]对于累及椎体的Pancoast瘤,前路入路切口可能需要在后侧进行分阶段的第2个切口以完成手术。[22]此术式克服了经典Dartevelle术式的缺点,便于在不破坏胸锁关节的前提下进行椎体的暴露、肺叶切除及淋巴结清扫,术后无明显功能障碍及畸形。[22,23]这种切口的缺点是由于胸骨切口可能导致胸骨不愈合和连枷胸,特别是对于肥胖的患者。此外,虽然该入路有利于切除前部肿瘤,但很难充分切除更多涉及肋骨头部和脊椎横突的后部病变[3,23,29]研究表明,半蛤壳状切口能够为Pancoast瘤提供一个广泛的暴露范围,可以安全且完整地切除累及纵隔和胸顶的肿瘤,从而提高该疾病患者的长期生存率。[29]

(三) 侵犯脊柱的Pancoast瘤

由于预期结果不佳,侵犯脊柱的Pancoast瘤一度被认为是不可切除的。然而,随着外科手术技术的创新和多学科联合诊疗模式的建立,一些外科医生成功地通过后胸入路、脊柱重建等方式对侵犯脊柱的Pancoast瘤进行了完整切除。[14,15,22,23,30]2008年,Jain等人描述了后胸入路的方法,该方法可一期切除侵犯脊柱的Pancoast瘤的同时重建受侵的脊柱。[14]研究表明,该方法可以减少术后恢复时间,最大限度地减少手术创伤及相关术后并发症。研究者将侵犯脊柱的Pancoast瘤分为3种类型:① A型,肿瘤侵犯横突乃至椎间孔,可紧邻椎体但无椎体及椎管浸润,此类肿瘤一般仅需切除横突及神经根;② B型,肿瘤侵犯椎体、椎间孔乃至硬膜外腔但未超过中线,一般有脊髓压迫且至少累及1个神经根,此类肿瘤可行椎体半切除及椎体后固定术;③ C型,肿瘤侵犯超过椎体中线,至少累及1个节段,此类肿瘤常需行前侧椎体切除重建及椎体后固定。[14,31,32]此外,一些学者通过Shaw-Paulson或活板门开胸术对这类肿瘤进行了整体切除。[15,22,23,30]

Collaud等人进行了一项包含135名侵犯脊柱的Pancoast瘤患者的荟萃分析,所有患者均接受了肺、胸壁和脊柱的整体切除。术后5年和10年生存率分别为43%和26%。[33]Wang等人进行了一项回顾性队列研究,旨在评估侵犯脊柱的T4 Pancoast瘤患者行一期后入路整体切除和脊柱重建的结局。研究共纳入18例患者,15例(83.3%)获得完全切除,90天死亡率为0%。患者的2年生存率和5年生存率分别为59%和52.5%。研究表明,一期经后入路行肿瘤整体切除和脊柱重建对侵犯脊柱的T4 Pancoast瘤是有效且安全的。[20]

Deutsch和Walsh等人报道,微创经椎弓根行椎体切除及椎管减压术能够明显改善因椎体破坏和脊髓压迫所致的顽固性疼痛,恢复患者的活动功能。[34,35]因此,对于侵犯脊柱的Pancoast瘤应尽可能予以手术治疗,以期彻底切除原发肿瘤病灶及受侵椎体,最终达到肿瘤完整切除、缓解疼痛和提高患者生活质量的目的。[23]

(四) 微创外科在Pancoast瘤中的尝试

近年来,微创手术已成为胸部肿瘤的主要手术方式,针对Pancoast瘤的微创手术方法也在不断地探索中。电视胸腔镜外科手术(video-assisted thoracic surgery,VATS)已被引入Pancoast瘤的手术治疗中。[16]此外,利用机器人手术治疗Pancoast瘤的案例也有少量报道。[36]腔镜技术的使用可以显著提高Pancoast瘤的手术质量,具体包括以下优势:① 可先行胸腔镜探查,术中可根据实际情况调整手术策略,避免不可切除患者行非必要的手术治疗;② 胸腔镜辅助的情况下,可获得肺上沟区域的良好视野;③ 有助于确定合适的胸壁切除水平,避免切除多余肋骨;④ 肋骨扩张少,对肋骨、肋间神经损伤较少;⑤ 皮肤切口长度小,可保护背阔肌等;⑥ 术后疼痛轻,阿片类等镇痛药用量少;⑦ 肺功能恢复快,术后并发症少;⑧ 可通过VATS完成肺叶切除和淋巴结清扫,避免双切口。[22,32]

Caronia等人报道了VATS作为Pancoast瘤手术辅助手段的经验。研究共纳入了34名

Pancoast瘤患者,其中VATS手术组(VATS联合前/后入路完成肺叶及受累胸壁的完整切除＋淋巴结清扫)有18例,标准治疗组(常规的前/后入路完成肺叶及受累胸壁的完整切除＋淋巴结清扫)有16例。与标准治疗组相比,VATS组的疼痛减轻,肺功能恢复得更好,止痛药消耗量减少。所有患者的中位生存期为15个月。N0/N1疾病患者的中位生存率高于N2患者(47个月比9个月,$P=0.009$)。研究者认为,在选定的Pancoast瘤患者治疗中,VATS辅助治疗是安全且有效的。它不仅可以减轻手术创伤,还可以通过胸膜腔探查以避免在意外的胸膜受累情况下进行开胸探查[37,38]。国内的学者报道了6例行VATS联合前/后胸入路完成Pancoast瘤切除的案例,评估了手术的可行性和安全性。所有患者均行标准的治疗方案,即术前诱导化疗/放疗结合外科根治性切除。结果显示,所有患者均无围手术期死亡及严重并发症的出现。研究进行了1年的随访,所有患者均无局部复发或远处转移。因此,研究者认为,VATS联合前/后胸入路行Pancoast瘤切除术安全且有效。[39]Hireche等人评估了VATS辅助下实现肿瘤整体、肺叶及受侵脊柱切除的可行性和安全性。研究共纳入10例患者,行半椎体切除术的有6例,楔形椎体切除术的有4例,没有出现院内死亡。研究者认为,在不影响患者疗效的情况下,VATS是可行且安全的,可在不影响脊柱的情况下实现Pancoast瘤的整体切除。[40]目前的不足之处在于报道病例数较少,并且缺乏对照研究。[22]今后,应联合多中心完成VATS对比传统开胸手术治疗Pancoast瘤的前瞻性临床对照研究,进一步明确微创外科在Pancoast瘤治疗中的应用价值。

五、综合治疗模式的进展

Pancoast瘤所发生的区域解剖结构复杂,对手术技术要求很高,很难达到肿瘤的完全切除。因此,在最初的一段时间内,Pancoast瘤被认为是无法手术且不可治愈的。放疗在一段时间内成为Pancoast瘤的主要治疗手段,可以有效缓解临床症状,但患者预后无明显改善。[5,22,41]20世纪50年代,Shaw等人提出的双联疗法(术前放疗联合手术治疗)的治疗模式开始应用于Pancoast瘤的治疗。[7,8]此后几十年,双联疗法一直被认为是Pancoast瘤的标准治疗方案,但这些患者的生存率和切除率仍然较低。[11,42-45]

20世纪90年代起,三联疗法(同步放化疗联合手术治疗)开始应用于Ⅲ期非小细胞肺癌的治疗,来自美国西南肿瘤协作组的试验(SWOG8805)证实了这种治疗模式的可行性。[22,46]随后SWOG9416临床试验证实了这种治疗模式对于Pancoast瘤治疗的有效性。该试验纳入了1995—1999年美国西南肿瘤协作组中的110例Pancoast瘤患者。所有患者均经胸腔镜证实无纵隔淋巴结转移(T3-4N0-1M0),有104名(95％)患者完成了诱导治疗。有95名(86％)患者达到手术的条件,88人(80％)接受了开胸手术,83人(75％)完成了R0切除,其中61例(56％)达到了病理学完全缓解。所有患者的5年生存率为44％,R0切除患者5年生存率为54％,T3期和T4期患者未见明显差异。研究发现,这种治疗模式是可行的,较先前的二联疗法其局部控制率和总生存率显著提高。[47]

Waseda等人回顾性分析了维也纳医科大学综合癌症中心1998—2013年行同步放化疗(以铂为基础,45～66 Gy)联合手术治疗的Pancoast瘤患者的数据资料。[48]结果显示,有28例

（61％）T4肿瘤患者进行了扩大手术（至少行肋骨切除），患者30天死亡率为0％。T3期和T4期肿瘤患者在5年生存率和5年无病生存率方面无显著差异。这提示T4期肿瘤通过行扩大的肿瘤切除术而达到的肿瘤完整切除可以获得与T3期肿瘤相似的获益。研究者认为，三联疗法对于Pancoast瘤患者具有良好的手术效果和远期疗效。[48]

日本临床肿瘤协作组的试验（JCOG9806）使用了和SWOG9416相同的治疗方案，进行了一项前瞻性研究。研究中有57名患者行手术治疗，其中51名（89％）患者完成了R0切除，12名（21％）达到了病理学完全缓解。患者的5年无病生存率和总生存率分别为45％和56％。[49]此外，德克萨斯大学MD安德森癌症中心进行的一项前瞻性研究验证了Pancoast瘤术后放化疗的安全性和有效性。研究共纳入32例可切除或边缘可切除的Pancoast瘤患者，其中23例（72％）患者完成了R0切除，9例患者（28％）完成了R1切除。患者2年、5年和10年的总生存率分别达到了72％、50％和45％。研究发现，手术后放化疗是治疗可切除的Pancoast瘤患者的安全且有效的方法。[50]该项研究与SWOG9416和JCOG9806试验的主要区别在于先进行了手术治疗，然后辅以术后放化疗（顺铂和依托泊苷化疗联合60 Gy放疗）。术后辅助治疗相较于新辅助治疗可行更高的放疗剂量。虽然完全切除的比例有所降低（72％），但均达到了至少R1切除，其总体生存率与其他三联疗法研究相当。[50]基于现有研究结果，Pancoast瘤推荐的联合治疗方式是手术切除前采用以顺铂为基础的新辅助放化疗，而术后辅助放化疗可能是一个可接受的替代方案。[22,23]

根据目前的报道，Pancoast瘤最常见的病理组织类型是腺癌，其次是鳞状细胞癌和大细胞癌。[1,22,23]Pancoast瘤和其他部位的肺癌具有相同的生物学行为，遵循相同的治疗原则。[1,22,23]近年来，肺癌的靶向治疗让越来越多的患者获得了更长的生存期。研究证实，表皮生长因子受体（EGFR）基因敏感突变的肺腺癌患者对奥希替尼治疗有着较好的获益。[51]因此，Pancoast瘤的术后辅助治疗同样可以遵循"有靶打靶"的治疗原则，有敏感突变的患者可能从靶向治疗中获益，但这仍需进一步前瞻性临床随机对照研究证实。[22]

与化疗相比，不良反应明显较低的免疫治疗也正成为越来越多肺癌患者的新选择。通过免疫组织化学检测细胞程序性死亡配体1（PD-L1）表达阳性的患者，如果不能耐受化疗的不良反应，可以尝试从免疫治疗中获得与化疗相似的总体生存期。[22,52]根据现有的临床研究以及指南的推荐，经评估可以耐受手术且可以达到完全切除的Pancoast瘤患者，都可以行术前同步放化疗＋手术的三联治疗方式，而不能耐受手术或者不能达到完全切除的患者可以选择根治性同步放化疗。术后辅助治疗的选择应当遵从个体化治疗原则，从化疗、靶向治疗、免疫治疗以及抗血管生成等治疗中选择最合适的治疗方案。[52]

小　结

自20世纪初提出Pancoast瘤以来，其一直是胸外科领域的治疗难题。随着外科技术的进步、不同手术入路的探索与改进、微创技术的引入以及综合治疗方式的进步，先前认为难以手术的Pancoast瘤也有了治愈的可能。研究表明，不同位置及侵犯程度的Pancoast瘤应进行个体化选择相应的手术入路和治疗方式，所达到R0切除能够使患者获得较好的预后。

此外,诸多的临床试验已证实术前同步放化疗联合手术治疗的三联疗法在改善患者长期生存率、局部控制率和肿瘤完整切除率等方面获得了令人满意的效果。而如靶向治疗、免疫治疗等新的治疗方式也为Pancoast瘤的治愈提供更多的选择,但仍需更多的临床研究进一步探索。总之,外科治疗在Pancoast瘤的治疗中占据了重要的地位,我们应根据肿瘤分期、患者的自身条件进行个体化的综合治疗,以期获得最理想的治疗效果。

（赵德平、郑思强）

参考文献

[1] Arcasoy S M, Jett J R. Superior pulmonary sulcus tumors and Pancoast's syndrome[J]. N. Engl. J. Med.,1997, 337(19): 1370-1376.

[2] 周文勇, 施建新. 前径路肺上沟瘤手术难点:聚焦锁骨下动脉游离及臂丛神经根松解[J]. 中华胸部外科电子杂志 2022, 9(3): 4.

[3] Petrella F, Casiraghi M, Bertolaccini L, et al. Surgical approaches to Pancoast tumors[J]. J. Pers. Med., 2023, 13(7): 1168.

[4] Pancoast H K. Superior pulmonary sulcus tumor. Tumor characterized by pain, Horner's syndrome destruction of the bone and atrophy of hand muscles[J].Journal of the American Medical Association, 1932, 99(17): 1391-1396.

[5] Herbut P A, Watson J S. Tumor of the thoracic inlet producing the Pancoast syndrome; a report of 17 cases and a review of the literature[J].Arch. Pathol. (Chic.), 1946, 42: 88-103.

[6] Shaw R R. Pancoast's tumor[J].The Annals of Thoracic Surgery, 1984, 37(4): 343-345.

[7] Chardack W M, Maccallum J D. Pancoast tumor; five-year survival without recurrence or metastases following radical resection and postoperative irradiation[J].J. Thorac. Surg., 1956, 31(5): 535-542.

[8] Shaw R R, Paulson D L, Kee J L. Treatment of superior sulcus tumor by irradiation followed by resection [J].Ann. Surg., 1961, 154(1): 29-40.

[9] Masaoka A, Ito Y, Yasumitsu T. Anterior approach for tumor of the superior sulcus[J].J Thorac. Cardiovasc. Surg., 1979, 78(3): 413-415.

[10] Niwa H, Masaoka A, Yamakawa Y, et al. Surgical therapy for apical invasive lung cancer: different approaches according to tumor location[J].Lung Cancer,1993, 10(1/2): 63-71.

[11] Dartevelle P G, Chapelier A R, Macchiarini P, et al. Anterior transcervical-thoracic approach for radical resection of lung tumors invading the thoracic inlet[J].J. Thorac. Cardiovasc. Surg., 1993, 105(6): 1025-1034.

[12] Grunenwald D, Spaggiari L. Transmanubrial osteomuscular sparing approach for apical chest tumors [J].Ann. Thorac. Surg., 1997, 63(2): 563-566.

[13] Martinod E, D'Audiffret A, Thomas P, et al. Management of superior sulcus tumors: experience with 139 cases treated by surgical resection[J].Ann. Thorac. Surg., 2002, 73(5): 1534-1539.

[14] Jain S, Sommers E, Setzer M, et al. Posterior midline approach for single-stage en bloc resection and circumferential spinal stabilization for locally advanced Pancoast tumors. Technical note[J]. J. Neurosurg. Spine, 2008, 9(1): 71-82.

[15] Bolton W D, Rice D C, Goodyear A, et al. Superior sulcus tumors with vertebral body involvement: a multimodality approach[J].J. Thorac. Cardiovasc. Surg., 2009, 137(6): 1379-1387.

[16] Shikuma K, Miyahara R, Osako T. Transmanubrial approach combined with video-assisted approach

for superior sulcus tumors[J]. Ann. Thorac. Surg., 2012, 94(1): e29-30.

[17] Nomori H, Abe M, Sugimura H, et al. Twenty-five years' experience with a trap-door thoracotomy modified with disconnection of the first rib for tumors invading the anterior superior sulcus[J].Ann. Thorac. Surg., 2014, 97(6): 1946-1949.

[18] Pacchiarotti G, Wang M Y, Kolcun J P G, et al. Robotic paravertebral schwannoma resection at extreme locations of the thoracic cavity[J].Neurosurg. Focus, 2017, 42(5): E17.

[19] Uchida S, Yoshida Y, Ohe Y, et al. Trimodality therapy for superior sulcus tumour: experience of a single institution over 19 years[J].Eur. J. Cardiothorac. Surg., 2019, 56(1): 167-173.

[20] Wang Z, Truong V T, Liberman M, et al. Single-stage posterior approach for the en bloc resection and spinal reconstruction of T4 Pancoast tumors invading the spine[J]. Asian Spine J., 2022, 16(5): 702-711.

[21] Rusch V W. Management of Pancoast tumours[J]. Lancet Oncol., 2006, 7(12): 997-1005.

[22] 许林. 肺上沟瘤的外科治疗进展[J].中华胸部外科电子杂志,2022,9(3): 5.

[23] 袁立功.肺上沟瘤的治疗进展[J].中国肺癌杂志,2018,21(6): 5.

[24] Niwa H, Masoka A. Different approaches for management of apical invasive lung cancers[J].J. Thorac. Cardiovasc. Surg., 1994, 108(2): 389-392.

[25] Dartevelle P, Levasseur P, Rojas-Miranda A, et al. Combined cervical and thoracic approach to the removal of tumours responsible for the Pancoast and Tobias syndrome (author's transl)[J]. Nouv. Presse. Med., 1981, 10(13): 1051-1054.

[26] Spaggiari L, D'Aiuto M, Veronesi G, et al. Anterior approach for Pancoast tumor resection[J]. Multimed. Man. Cardiothorac. Surg., 2007, 2007(1018): mmcts.2005.001776.

[27] Bains M S, Ginsberg R J, Jones W G, et al. The clamshell incision: an improved approach to bilateral pulmonary and mediastinal tumor[J].Ann. Thorac. Surg.,1994, 58(1): 30-32.

[28] Rusca M, Carbognani P, Bobbio P. Cervicothoracic tumors: results of resection by the "hemi-clamshell" approach[J]. J. Thorac. Cardiovasc. Surg., 1999, 117(5): 1040.

[29] Ohta M, Hirabayasi H, Shiono H, et al. Hemi-clamshell approach for advanced primary lung cancer[J]. Thorac. Cardiovasc. Surg., 2004, 52(4): 200-205.

[30] Collaud S, Waddell T K, Yasufuku K, et al. Long-term outcome after en bloc resection of non-small-cell lung cancer invading the pulmonary sulcus and spine[J]. J. Thorac. Oncol., 2013, 8(12): 1538-1544.

[31] Setzer M, Robinson L A, Vrionis F D. Management of locally advanced pancoast (superior sulcus) tumors with spine involvement[J].Cancer Control., 2014, 21(2): 158-167.

[32] 励述元,靳凯淇,姜格宁.侵犯脊柱的肺上沟瘤(Pancoast瘤)的外科治疗[J].中华胸部外科电子杂志,2022,9(3): 7.

[33] Collaud S, Fadel E, Schirren J, et al. En bloc resection of pulmonary sulcus non-small cell lung cancer invading the spine: a systematic literature review and pooled data analysis[J].Ann. Surg., 2015, 262(1): 184-188.

[34] Deutsch H, Boco T, Lobel J. Minimally invasive transpedicular vertebrectomy for metastatic disease to the thoracic spine[J].J. Spinal. Disord. Tech., 2008, 21(2): 101-105.

[35] Walsh G L, Gokaslan Z L, McCutcheon I E, et al. Anterior approaches to the thoracic spine in patients with cancer: indications and results[J].Ann. Thorac. Surg., 1997, 64(6): 1611-1618.

[36] Uchida S, Suzuki K, Fukui M, et al. Hybrid robotic lobectomy with thoracic wall resection for superior

sulcus tumor[J].Gen. Thorac. Cardiovasc. Surg., 2022, 70(8): 756-758.

[37] Caronia F P, Ruffini E, Lo Monte A I. The use of video-assisted thoracic surgery in the management of Pancoast tumors[J].Interact. Cardiovasc. Thorac. Surg.,2010, 11(6): 721-726.

[38] Caronia F P, Fiorelli A, Ruffini E, et al. A comparative analysis of Pancoast tumour resection performed via video-assisted thoracic surgery versus standard open approaches[J]. Interact. Cardiovasc. Thorac. Surg., 2014, 19(3): 426-435.

[39] Jiao J, Huang H, Tian L, et al. Anterior or posterior approach with video-assisted thoracoscopic surgery for superior sulcus tumors[J]. Zhongguo Feiai Zazhi, 2015, 18(11): 696-700.

[40] Hireche K, Moqaddam M, Lonjon N, et al. Combined video-assisted thoracoscopy surgery and posterior midline incision for en bloc resection of non-small-cell lung cancer invading the spine [J]. Interact. Cardiovasc. Thorac. Surg., 2022, 34(1): 74-80.

[41] Walker J E. Superior sulcus pulmonary tumor (Pancoast syndrome)[J]. J. Med. Assoc. Ga., 1946, 35 (12): 364.

[42] Shahian D M, Neptune W B, Ellis F H. Pancoast tumors: improved survival with preoperative and postoperative radiotherapy[J].Ann. Thorac. Surg., 1987, 43(1): 32-38.

[43] Sartori F, Rea F, Calabrò F, et al. Carcinoma of the superior pulmonary sulcus. Results of irradiation and radical resection[J]. J. Thorac. Cardiovasc. Surg., 1992, 104(3): 679-683.

[44] Ginsberg R J, Martini N, Zaman M, et al. Influence of surgical resection and brachytherapy in the management of superior sulcus tumor[J]. Ann. Thorac. Surg., 1994, 57(6): 1440-1445.

[45] Rusch V W, Parekh K R, Leon L, et al. Factors determining outcome after surgical resection of T3 and T4 lung cancers of the superior sulcus[J].J. Thorac. Cardiovasc. Surg., 2000, 119(6): 1147-1153.

[46] Albain K S, Rusch V W, Crowley J J, et al. Concurrent cisplatin/etoposide plus chest radiotherapy followed by surgery for stages ⅢA (N2) and ⅢB non-small-cell lung cancer: mature results of Southwest Oncology Group phase Ⅱ study 8805[J].J. Clin. Oncol., 1995, 13(8): 1880-1892.

[47] Rusch V W, Giroux D J, Kraut M J, et al. Induction chemoradiation and surgical resection for superior sulcus non-small-cell lung carcinomas: long-term results of Southwest Oncology Group Trial 9416 (Intergroup Trial 0160)[J]. J. Clin. Oncol., 2007, 25(3): 313-318.

[48] Waseda R, Klikovits T, Hoda M A, et al. Trimodality therapy for Pancoast tumors: T4 is not a contra-indication to radical surgery[J]. J. Surg. Oncol., 2017, 116(2): 227-235.

[49] Kunitoh H, Kato H, Tsuboi M, et al. Phase Ⅱ trial of preoperative chemoradiotherapy followed by surgical resection in patients with superior sulcus non-small-cell lung cancers: report of Japan Clinical Oncology Group trial 9806[J]. J. Clin. Oncol., 2008, 26(4): 644-649.

[50] Gomez D R, Cox J D, Roth J A, et al. A prospective phase 2 study of surgery followed by chemotherapy and radiation for superior sulcus tumors[J].Cancer,2012, 118(2): 444-451.

[51] Ramalingam S S, Vansteenkiste J, Planchard D, et al. Overall survival with osimertinib in untreated, EGFR-mutated advanced NSCLC[J]. N. Engl. J. Med., 2020, 382(1): 41-50.

[52] Tang W F, Xu W, Huang W Z, et al. Pathologic complete response after neoadjuvant tislelizumab and chemotherapy for Pancoast tumor: a case report[J].Thorac. Cancer, 2021, 12(8): 1256-1259.

第四章　小细胞肺癌的精准外科治疗进展

最新全球癌症数据显示，2018年全球新发肺癌人数约为209.4万，因肺癌死亡的人数约为176.1万，在所有癌症中高居首位。[1,2]小细胞肺癌（SCLC）占肺癌的15%～20%[3-5]。它通常与烟草使用有关（90%的病例）：患这种疾病的风险随着吸烟时间和每天吸烟数量的增加而增加[6]。SCLC具有生长速度快、侵袭性强的特点，约2/3的SCLC患者在确诊时已发生转移。此外，SCLC对放化疗敏感，但复发率较高且容易形成耐药，故其预后较差。

在20世纪60年代和20世纪80年代所进行的两项Ⅲ期随机对照研究报道了早期SCLC进行手术治疗并未带来生存获益。因此，主流观点不鼓励SCLC患者进行手术治疗，而推荐以放化疗为主的综合治疗方案[6]。但仍有许多SCLC患者接受了手术，原因如下：

（1）机会性切除。术前评估可完整切除的早期外周型肺癌，在排查手术禁忌后多直接手术。一般不主张术前刻意获取病理结果，而术后才得以确立SCLC的病理诊断。[7]

（2）超指南切除。因关于SCLC患者的治疗指南证据支持级别较低，部分外科医生仍坚持认为手术切除能给SCLC患者带来获益，因此仍有部分SCLC患者行手术治疗。[7]

（3）混合型SCLC肿瘤切除（即SCLC与NSCLC成分相混合组成的肺癌）。部分患者即使术前获得病理诊断，也难以在活检的小标本上发现混合型SCLC。[7]

以上三点是开展SCLC回顾性研究的基础，也为SCLC的诊疗提供了一定的参考价值。

随着对SCLC研究的不断深入，人们对SCLC的认知不断提高。近年来，越来越多的回顾性研究表明，早期SCLC手术后辅以全身化疗，其生存不亚于早期非小细胞肺癌（NSCLC）的手术疗效。甚至有数据表明Ⅱ期和ⅢA期SCLC手术联合术后辅助化疗的疗效，也能和相应分期的NSCLC手术疗效相媲美，远好于非手术治疗患者。[8,9]基于这些基础，国际指南建议对选定的Ⅰ期SCLC患者进行手术治疗，肺叶切除术和纵隔淋巴结切除术被认为是标准手术方式。非常遗憾的是，目前反映SCLC外科治疗的大数据并不多，影响了大家对于SCLC患者手术治疗的决策。本章将从临床分期、指南推荐、手术治疗历程探索等几个方面展开，以期辅助大家对SCLC治疗方案选择的决策。

一、SCLC的临床分期

与NSCLC的TNM分期不同，SCLC一直沿袭1957年美国退伍军人肺癌协会（VALG）的二期分期法，分为局限期和广泛期。[10,11]这是因为放疗在SCLC治疗中有着非常重要的地位。可以简单理解为，局限期意味着能靠放疗或放化疗取得较好的疗效；而广泛期患者再进

行放疗的意义不大,更多是要靠全身药物治疗来控制病情。[10]具体定义为如下:

(1)局限期:约占SCLC的1/3,其预后较好,中位生存期为15～20个月,2年和5年生存率分别为20%～40%和12%～25%。[6,10]此外,约5%的患者表现为早期SCLC(T1-2N0M0),预后较好,5年生存率可高达50%。[6,12]局限期SCLC病变范围一般局限于一侧的胸腔或胸膜腔、纵隔、前斜角肌、锁骨上淋巴结,包括出现上腔静脉综合征,但不能有明显的上腔静脉压迫、声带麻痹、胸腔积液。局限期SCLC患者需综合考虑患者相关检查结果和身体状态后,为患者选择治疗方案。[10]

(2)广泛期:约占SCLC的2/3,其预后不良,中位生存期为10～12个月,只有约2%的患者存活超过5年[6]。广泛期SCLC定义为Ⅳ期,是指SCLC病变超过局限期的范围,不仅出现肺内转移病灶、淋巴结转移,而且往往这个时期癌症病灶已经扩散到肺部以外。但无论是病变在胸腔内还是在身体的其他部位,都被称为晚期癌症。[6,10]因此时SCLC已经扩散而无法在一个完全覆盖放疗野内,通常化疗或是免疫治疗才是更为适合患者的治疗方案。

目前,这种二分期法仍然作为SCLC的分期形式,但其含义早已发生了改变。随着医疗技术的提升,外科手术在SCLC的治疗中的意义逐渐提高,对手术有重要指导意义的TNM分期也逐渐被应用于SCLC分期。近年来,国际肺癌研究协会(IASLC)的研究结果显示TNM分期能够为SCLC患者提供更准确的预后判定和治疗选择。美国国家综合癌症网络(National Comprehensive Cancer Network,NCCN)工作小组建议SCLC的分期采用美国癌症联合委员会(AJCC)TNM分期方法与VALG二期分期法相结合,更能准确地指导治疗和评估预后。所以,在国内一般会采用AJCC TNM分期方法与VALG二期分期法相结合对SCLC患者进行临床分期[11]。具体定义如下:

(1)局限期:Ⅰ～Ⅲ期(任何T,任何N,M0),可以安全使用根治性放疗的剂量。排除T3～4中由于肺部多发结节或者肿瘤/结节体积过大而不能被包含在一个可耐受的放疗计划中。

(2)广泛期:Ⅳ期(任何T,任何N,M1a/b/c),或者T3～4由于肺部多发结节或者肿瘤/结节体积过大而不能被包含在一个可耐受的放疗计划中。

二、指南推荐

目前,2023版中国临床肿瘤学会(CSCO)SCLC诊疗指南和NCCN指南均推荐Ⅰ-ⅡA期SCLC患者(纵隔淋巴结病理状态为阴性,TNM分期为T1-2N0M0)进行肺叶切除及纵隔淋巴结清扫。而对于ⅡB-ⅢC期等中晚期SCLC患者则推荐进行放化疗为主的系统治疗。[11,13]

2021年的欧洲肿瘤内科学会临床实践指南(ESMO)推荐,在多模式治疗方法的背景下,对于Ⅰ-Ⅱ期SCLC患者(cT1-2N0M0)以及可疑混合型SCLC患者,可考虑手术治疗。[14]手术方式通常为肺叶切除联合系统性淋巴结清扫,应尽量进行完整切除(R0切除)。在SCLC术后建议行辅助化疗。对于纵隔淋巴结(N2)阳性或R1-R2切除的患者,则建议辅助化疗的同时联合放疗。[14]ESMO指出,新辅助化疗在局部晚期SCLC患者中的作用尚不明确。[14]

三、手术治疗历程探索

外科手术在SCLC治疗领域的应用经历了"肯定—否定—再肯定"的过程。[15]在1960年之前,手术是可切除肺癌患者的首选治疗方法。[15,16]而后,1962年和1973年的两项Ⅲ期随机对照研究否定了手术对于SCLC治疗的作用。[17,18]近20年来的几项前瞻性及回顾性研究证明了包含手术在内的综合治疗方法(包括在化疗之前或之后进行手术)的可行性。研究表明,完全切除的Ⅰ期SCLC患者的5年生存率可达36%~63%。[6]

(一)手术并不能为局限期SCLC带来生存获益

1962年,Watson等人报道了一项包含386例SCLC患者的病例研究。研究发现,有7%的SCLC患者进行了手术治疗,其中67%的患者行全肺切除术,22%的患者行肺叶切除术,11%的患者行肺楔形切除术。然而,只有11%的手术患者存活超过4年。[18]有22%(84例)的患者因肿瘤不可切除而行探查性开胸术,随后接受不同的姑息治疗。其中90%的患者在不到1年的时间内死亡。研究发现,SCLC患者手术治疗的预后不佳。[18]

1973年,Fox和Scadding在《Lancet》发表的一项随机对照试验表明,SCLC患者手术治疗的预后很差。[17]研究者比较了SCLC手术治疗组和单纯放疗组患者的10年随访结果。总共有144名SCLC患者纳入了该项试验,其中71名随机分配到手术组,73名分配到根治性放疗组。结果显示:手术组的平均生存期为199天,根治性放射治疗组的平均生存期为300天,差异有统计学意义($P=0.04$)。经10年随访,放疗组有3例存活,手术组无一例存活,说明根治性放疗的效果略好于手术。因此,研究者认为,与放疗相比,手术并不能延长SCLC患者的生存时间。然而,值得注意的是,这项研究存在一些明显的局限性。首先,尽管入组的患者被判断为可行手术切除且没有胸外转移的证据。但是,意向治疗分析显示,在分配给手术组的71名患者中,只有34名患者(48%)获得了完全切除,其余37名患者则为没有接受手术(13名患者,18%)或仅接受了探查开胸(24名患者,34%)。这项研究的主要局限性是仅基于支气管活检而没有经过电子计算机断层扫描(CT)成像,无法准确判断该研究队列中的患者是否存在远处转移。因此,该研究中手术组的不良结局部分是由于研究纳入了部分晚期SCLC患者,且其中有一半的患者没有进行完全的手术切除治疗。[17]尽管该研究存在一定的缺陷,但仍开启了放射治疗取代手术治疗成为SCLC首选治疗方式的时代。紧接着,1992年发表于《NEJM》杂志中的一项荟萃分析探究了胸部放疗对于SCLC患者预后的影响。该研究共纳入13项研究,包含2140名局限期SCLC患者。研究发现,与单纯化疗组相比,胸部放疗联合化疗组的患者死亡率下降了14%。研究者认为,化疗联合放疗治疗局限期SCLC患者可适度提高患者的总体生存率。[19]此外,1994年,Lad等人进行了另一项随机对照研究。该研究纳入328名已接受化疗而足以进行手术治疗的SCLC患者,研究将其随机分配到手术组和非手术组,所有患者均接受了胸部和脑部放射治疗。意向治疗分析得出结论:在接受手术的70人中,有54人接受了完全切除(77%),4人接受了不完全切除(6%),12人则无法切除(17%)。研究结果表明,两组患者的生存曲线没有显著差异[20]。上述四项研究表明,无论单纯手术治疗还是手术作为综合治疗的一部分,手术治疗均不能延长患者的生存时间。仔细分析这四项研究可以发现,研究所纳入的患者含有较多分期较晚的SCLC病例,且手术方式多为开胸全肺切除术,手术风险高且手术创伤大,这可能是手术效果不佳的原因之一。尽管如此,后续的主流观点推荐将放疗作为SCLC治疗的首选方案。

基于SCLC早期转移的前提,研究者用一些化疗药物进行了相应的试验。研究表明,SCLC患者行放射治疗联合化疗的存活率比单纯放射治疗有所提高。[21]因此,化疗和放射治疗的结合是有前景的,放化疗成为了可接受的治疗方式。然而,尽管最初对化疗有良好的反应,但SCLC患者的总体预后仍然很差。局限期SCLC患者,中位生存期在15~20个月之间,只有20％的人存活到24个月。广泛期SCLC患者中位生存期在8~13个月之间,只有5％的人存活至24个月。[21]更令人担忧的是,自1997以来,患者生存率或化疗反应率没有明显的改善,这突显了重新评估SCLC治疗方案的迫切需要。[21]

(二)重新认识外科在SCLC治疗中的作用

在过去的20年里,关于SCLC的治疗涌现了一些关键研究,强调了手术在早期SCLC多模式治疗中的作用。因此,研究者重新梳理了手术治疗在局限期SCLC治疗中的价值:① 手术有几个潜在优势,比如其可能降低局部复发的概率,不影响后续化疗的强度,能够切除综合治疗后的残余病灶及淋巴结清扫;② 随着PET-CT等新的非侵入性检查手段的发展,术前分期更为精准,对于SCLC手术患者的筛选更为便捷。[22]

2004年,Badzio等人重新评估了手术对于SCLC局部治疗的作用。研究纳入1984—1996年的134例局限期SCLC患者,包括接受完全手术切除组(67例患者)和非手术治疗组(67例),收集患者数据进行回顾性分析。研究发现,局限期SCLC患者接受手术的5年总生存率为27％,未接受手术者为4％。此外,除N2期患者,入组的任何T、N0-1患者接受手术治疗后均显著延长了总生存时间。[23]2010年,Schreiber等人进行了一项回顾性分析,研究比较了14179名SCLC患者的总体存活率。结果发现,接受手术治疗的SCLC患者的分期明显好于仅接受内科治疗的患者。虽然手术更多地用于T1-T2分期的患者治疗,但它与局限期SCLC患者存活率的增加有关。在局限期SCLC患者中,手术组与未手术组的中位生存期分别为42个月和15个月,5年生存率分别是34.6％和9.9％。研究者认为,早期SCLC患者进行手术治疗能够改善患者的预后。[12]随后,2012年的一篇文章进一步肯定了手术干预对SCLC预后的影响。[24]该文章表明,手术干预的意义在于:① 实现SCLC原发部位的局部控制和混合型SCLC的治疗;② 对术前病理诊断不明确的肺癌患者进行手术治疗;③ 手术在无淋巴结受累的早期局限期SCLC多模式治疗中发挥作用[24]。2014年,日本学者发表于《J Thorac Oncol》的一项回顾性研究分析了243名SCLC患者的临床数据,对患者的病理特征和手术结果进行了相应的评估。研究发现,早期SCLC患者,尤其是Ⅰ期患者进行手术治疗后,其远期预后良好。[5]2018年,Liu等人进行了一项共纳入41483名SCLC患者的荟萃分析。结果显示,与非手术治疗组相比,手术治疗显著改善了SCLC患者的总生存期。在回顾性分析的亚组分析中,与非手术组相比,手术组中Ⅰ期、Ⅱ期和Ⅲ期SCLC患者的总体预后更佳。对于接受手术切除的患者,肺叶切除相较于亚肺叶切除预后更好。因此,作者认为,基于手术治疗的多模式综合治疗对于Ⅰ期和选定的Ⅱ~Ⅲ期SCLC患者而言更有生存优势[25]。这项研究的局限性包括随机和非随机研究的合并,以及研究异质性使得该研究结论受到部分的质疑。2020年,四川大学华西医院的学者对2011—2018年病理诊断为SCLC的患者资料进行了全面的回顾性分析。研究显示,有50例患者纳入为手术组(S组),同期接受同步放化疗的102例局限期SCLC患者纳入同步放化疗组(CCRT组)。根据辅助治疗的顺序将S组患者分为SA组(根治性手术+辅助化疗+辅助放疗组,共30例)和NS组(新辅助化疗+根治性手术+辅助化疗±辅助放疗组,共20例),而后进行亚组分析。结果显示:S组中位无进展生存期为73个月,明显优于CCRT组的10.5个月($P<0.0001$)。S组的中位生存期为79个月,也明显好于CCRT组的23个月($P<0.0001$)。亚组分析显示,NS组和SA组之间没有显著差异。研究者认为,对于局限期SCLC患者,包括根治性手术在内的综合治疗(根治性手术+辅助化疗±辅助放疗或新辅助化疗+根治性手术+辅助化疗±辅助放疗)可能优于同步放化疗。[26]

因此,临床医师开始重新审视外科手术在SCLC综合治疗中的地位。以上数据的巨大差异说明我们对SCLC的大体轮廓,从疾病分期到治疗模式及治疗后的预后转归了解不够,更说明"SCLC的外科治疗"并没受到重视。由于到目前为止还没有现代的、足够强大的随机对照试验来评估手术的临床疗效,故手术治疗在SCLC治疗中的定位仍有待进一步探究。

四、SCLC手术治疗的大宗数据

20世纪70年代,由放疗专家领衔的报道否决手术治疗SCLC的数据,但进入21世纪后也是由放疗专家领衔用美国国家癌症研究所监测、流行病学和最终结果(SEER)为SCLC手术治疗正名[7]。随后由Yale和Duke的外科专家用质量更好的美国国家癌症数据库(National Cancer Database,NCDB)进一步为SCLC外科治疗提供了支持。[7]目前,比较SCLC不同治疗策略(无论手术与否)的高质量研究主要来自以下几个大型数据库:挪威国家癌症数据库、SEER数据库、NCDB等。

(一)基于挪威国家癌症数据库的SCLC外科治疗分析

Rostad等人于2004年发表在《Eur J Cardiothorac Surg》上的研究报道了挪威国家癌症数据库中SCLC患者的相关研究。研究纳入1993年至1999年被诊断为SCLC的患者,对局限期或者未知分期的SCLC患者进行重新分类,评估可进行手术治疗的SCLC患者比例并分析其预后。研究发现,共有2442例SCLC患者,大多数患者接受了常规化疗或同期放化疗。其中有697例局限期SCLC患者,180例患者被归类为Ⅰ期。在Ⅰ期患者中,有96名患者被认为可进行手术切除,有38名患者进行了完全切除(39%)。未手术组的患者5年生存率为11.3%,而接受手术切除的患者的5年生存率则为44.9%。因此,Ⅰ期SCLC患者可以考虑行手术治疗,相较非手术治疗其预后更好。[27]

（二）基于 SEER 数据库的 SCLC 外科治疗分析

Schreiber[12]等人于 2010 年发表在《Cancer》上的文章报道了关于 SCLC 手术治疗的真实世界研究。该研究收集美国 SEER 数据库中 1988 年至 2002 年间被诊断为局限期 SCLC 患者的数据（T1-T4Nx-N0）。应用 Kaplan-Meier 和 Cox 回归分析比较患者的总生存率。研究共筛选了 14179 名 SCLC 患者，其中包括 863 名接受手术切除的患者（以 T1-T2 为主）。结果显示：① 非手术组的中位生存期为 13 个月，肺叶切除组为 40 个月，全肺切除组为 23 个月，亚肺叶切除组为 20 个月（$P<0.001$）；② 接受肺叶切除的Ⅰ期 SCLC 患者 5 年生存率为 49.1%，而仅接受放疗者为 14.9%；③ 肺叶手术术后辅助放疗 5 年生存率为 57.1%；④ T1-T2Nx-N0 肺叶切除者的中位生存期和 5 年生存率为 65 个月和 52.6%，而 T3-4Nx-N0 期则分别为 25 个月和 31.8%；⑤ 分层分析发现，不论淋巴结状态如何，手术治疗组相较非手术组均有明显的获益。因此，研究者认为未来的前瞻性研究应考虑将手术治疗作为 SCLC 的多模式管理的一部分，其能够改善早期 SCLC 患者的预后。[12]Varlotto[28]等人回顾性分析 1988—2005 年 SEER 数据库中的早期 SCLC 患者发病率、治疗模式和远期预后。研究共纳入 2214 例早期 SCLC 患者，其中 1690 例为Ⅰ期，524 例为Ⅱ期。结果发现：① 早期 SCLC 仅占 SCLC 整体发病率的 1%～7%；② 接受肺叶切除术或全肺切除术的 SCLC 患者中位生存期为 50 个月，优于接受亚肺叶切除术者的 30 个月（$P=0.006$），更优于接受单纯放疗者的 20 个月（$P<0.0001$）；③ 是否接受术后放疗对于 SCLC 术后患者的中位生存率无显著影响（30 个月比 28 个月，$P=0.6$）；④ 多变量分析发现，生存率与年龄、诊断年份、肿瘤大小、分期和治疗方式（肺叶、亚肺叶切除和单纯放疗）显著相关。作者认为：① 在早期 SCLC 患者的治疗中，手术是一种未充分利用的治疗方式；② 肺叶切除可获得最佳的局部控制效果而提高患者的生存率；③ 尽管亚肺叶切除不如肺叶切除术，但它仍优于单纯放疗；④ 此外，术后辅助放疗在本研究中并未带来额外的获益。[28]2018 年，上海市肺科医院的学者基于 SEER 数据库发表了一些 SCLC 的相关论述。研究者收集 SEER 数据库中在 2004—2013 年间被诊断为Ⅰ期和Ⅱ期的 SCLC 患者数据，评估接受手术治疗和放疗作为局部治疗的患者生存率。该研究共纳入 2129 例患者，387 例患者（18.2%）接受了手术治疗，1032 例患者（48.5%）接受了放疗作为局部治疗，154 例患者（7.2%）接受了手术和放疗，556 例患者（26.1%）未接受任何手术或放疗。结果表明，在 T1-2N0 患者中，接受手术治疗的 SCLC 患者的 5 年总生存率高于接受放疗的患者。而 T3N0 或 T1-2N1（ⅡB 期）患者中，接受手术治疗的患者 5 年总生存率并不优于接受放疗的患者。研究者认为，T1-2N0 的 SCLC 患者可以从手术治疗中获益。T3N0 或 T1-2N1 的 SCLC 患者可考虑将放疗作为局部治疗。[29]

（三）基于 NCDB 的 SCLC 外科治疗分析

Gaspar[30]等人对 1992—2007 年 NCDB 中的 68611 例 SCLC 患者进行了分析。结果发现：① 广泛期 SCLC 和局限期 SCLC 患者的中位生存期分别为 6.1 个月和 12.9 个月；② 对比单纯放化疗，手术治疗的Ⅰ期 SCLC 患者总体生存率显著增加；③ 放疗降低了Ⅲ期局限期 SCLC 患者的死亡风险，但对早期 SCLC 患者则无明显改善；④ 化疗能够提高局限期 SCLC 患者的总体生存率；⑤ 广泛期 SCLC 患者在接受化疗的同时接受放疗，其生存率高于仅接受化疗的患者。[30]Yang[31]等人回顾性研究分析2003—2011年NCDB中接受治疗的1574例SCLC患者(T1-2N0M0)。结果发现,有61%的患者(n＝954)接受了R0切除,5年生存率为47%。59%的患者(n＝566)接受了辅助治疗,包括单纯化疗(n＝354)、单纯放疗(n＝22)和放化疗(n＝190,包括99例接受预防性颅脑照射的患者)。与单纯手术组相比,辅助化疗联合或不联合放疗与生存率显著提高相关。此外,多因素Cox回归分析显示,与未进行辅助治疗相比,术后辅助化疗或预防性颅脑照射与SCLC患者的生存率的提高相关。研究者认为,手术治疗联合术后辅助化疗/放疗较单纯手术治疗显著提高淋巴结阴性SCLC患者的总体生存率。[31]Yang[32]等人收集了2003—2011年NCDB中接受手术＋辅助化疗或同步放化疗的SCLC患者数据(T1-2N0M0)。使用Cox回归分析和倾向评分匹配等方法对患者预后进行评估。结果发现,681例患者接受了手术治疗并行术后辅助化疗,1620例患者进行了同期放化疗。在进行倾向评分匹配及减少共病选择偏差后,手术组(n＝492)和同步放化疗组(n＝492)之间的所有协变量保持平衡。与同期放化疗相比,手术组的总体生存率更高(5年总体生存率分别为49.2%和32.5%,P＜0.01)。研究表明,仅有少数早期SCLC患者采用手术联合术后辅助化疗。与同步放化疗相比,对淋巴结阴性的SCLC进行辅助化疗的手术与长期生存率的提高相关。[32]Combs[9]等人回顾性分析1998—2011年NCDB中SCLC患者的临床数据,将患者按分期和治疗方案进行分组比较。结果发现,在28621例(18%)有可能切除的SCLC患者中,仅有2476例(9%)出于治疗目的对原发部位进行了手术治疗。Ⅰ期、Ⅱ期和ⅢA期患者进行手术治疗后,5年总生存率分别为51%、25%和18%。术后联合辅助化疗能够降低患者的死亡风险,与年龄、分期和合并症评分无关。肺叶切除术的5年总生存率为40%,而亚肺叶切除和全肺切除术的5年总生存率分别为21%和22%。与肺叶切除术相比,亚肺叶和全肺切除术的死亡风险较高。研究者认为,手术切除可作为Ⅰ期、Ⅱ期和Ⅲ期SCLC患者接受化疗的初期治疗,其能改善SCLC患者的总体生存率。在特定情况下,这些数据支持将手术治疗纳入SCLC综合治疗,可展开前瞻性随机对照试验进一步验证。[9]

目前,美国胸科医师学会(American College of Chest Physicians, ACCP)和NCCN指南均建议对早期SCLC患者进行标准的肺叶切除联合纵隔淋巴结清扫,术后予以辅助化疗。Wakeam[33]等人收集了2004—2013年NCDB中T1-2N0M0的SCLC患者数据,整理并分析手术切除患者的临床特点。结果发现,9740例患者被诊断为SCLC患者(T1-T2N0M0)。其中,2210例接受了手术治疗(22.7%),1421例(64.3%)接受了肺叶切除术,739例(33.4%)接受了亚肺叶切除,50例(2.3%)接受了全肺切除术。2004—2013年,SCLC患者的手术切除率从9.1%增至21.7%。总体而言,尽管没有明确的禁忌证,但仍有68.7%的患者没有接受手术治疗。在未接受手术的患者中,只有7%的患者接受了纵隔淋巴结病理分期。因此,早期SCLC患者接受手术治疗的依然较少,需要进一步研究以解决准则与实践之间缺乏一致性的问题。[33]

五、ⅡB、Ⅲ期SCLC患者的手术治疗

目前,对于分期超过T1-2N0M0的局限期SCLC的治疗模式,暂无明确结论。Yang等

人回顾性分析 SEER 数据库中的ⅡB-ⅢC期 SCLC 患者的预后信息。结果发现,ⅡB期 SCLC 患者手术治疗组的总体生存率显著高于未手术组。[34]Yin 等人进行了一项旨在评估Ⅱ期和Ⅲ期 SCLC 患者的手术疗效的研究,并评估预防性颅脑照射对术后患者的预后价值。纳入的 SCLC 患者中,有 116 例接受了手术切除,153 例接受了非手术治疗。而后,研究者将手术患者与非手术患者(每组 $n=70$)进行了 1:1 匹配。结果发现,手术和预防性颅脑照射是 SCLC 患者总体生存率的独立预后因素。手术治疗能够改善Ⅱ期和ⅢA期患者的总体生存率,特别是接受辅助放化疗和预防性颅脑照射的特定ⅢA期患者。此外,ⅢA期 SCLC 患者术后行预防性颅脑照射能够改善患者的总体生存率。[35]

也有研究认为,ⅡB和Ⅲ期 SCLC 患者行手术治疗并不能显著延长总体生存时间。Jin 等人回顾性分析 SEER 数据库中的 SCLC 患者数据。结果发现,T1-2N1(ⅡB期)SCLC 患者中,接受手术治疗的患者 5 年总体生存率并不优于接受单纯放射治疗的患者。此外,中国医学科学院肿瘤医院进行的一项回顾性研究结果表明,Ⅱ和Ⅲ期 SCLC 患者接受手术联合放化疗和单纯放化疗组患者相比,其 5 年总体生存率及无进展生存期均未见明显差异。[36]因此,对于ⅡB-Ⅲ期 SCLC 患者的治疗模式仍有待进一步的研究确认,手术治疗在其中仍有潜在的应用场景。

六、局限期 SCLC 手术治疗的疗效影响因素

(一)不同手术方式对疗效的影响

Raman[37]等人于 2021 年发表在《J Thorac Cardiovasc Surg》杂志的论文报道了不同手术方式对于 SCLC 患者预后的影响。研究者收集了 2004—2015 年 NCDB 中接受手术治疗的 SCLC 患者数据(T1-2N0M0)。该研究将患者按切除范围进行了相应的分组,分别为楔形切除术组、肺段切除术组和肺叶切除术组。共有 1948 例患者符合研究的入组标准,有 619 例患者(32%)接受了楔形切除术,96 例患者(5%)接受了肺段切除术和 1233 例患者(63%)接受了肺叶切除术。结果发现,接受肺段切除术与肺叶切除术的患者总体预后类似,而接受楔形切除的患者预后较差。因此,对于能够耐受手术的早期和局限期 SCLC 患者推荐行解剖性肺叶/肺段切除术。[37]

(二)术后不同治疗手段对疗效的影响

Zhou[38]等人于 2021 年发表在《J Thorac Cardiovasc Surg》的研究分析了 SCLC 术后辅助化疗、术后放疗和预防性颅脑照射等综合治疗手段对于患者预后的影响。研究纳入 1986—2019 年期间来自 5 家北美癌症中心的 164 例接受手术切除治疗的局限期 SCLC 患者。结果显示,辅助治疗对 SCLC 患者术后复发无显著影响。辅助化疗提高了Ⅰ期至Ⅲ期 SCLC 患者(包括病理性淋巴结阴性患者)的生存率。而预防性颅脑照射和术后放疗并未显著改善 SCLC 患者术后的远期预后。研究者认为,辅助治疗能够给 SCLC 术后患者带来生存获益,而术后放疗或预防性颅脑照射对患者总体生存率并无明显的影响。[38]此项研究的病例数较

少,需要更大规模的前瞻性研究来确定术后放疗或预防性颅脑照射在手术切除的局限期SCLC人群中的益处。2015年发表于《J Thorac Oncol》的一篇研究回顾性分析了2476名接受手术的SCLC患者的临床资料。根据治疗的情况,患者被分为单纯手术组和手术联合术后辅助化疗组。接受术后辅助化疗的患者的死亡率较单纯手术组有所降低[9]。然而,关于辅助化疗和新辅助化疗是否更好的争论仍然没有解决。

目前,ASCO、ACCP和NCCN指南的建议是:所有接受手术切除的Ⅰ期SCLC患者也应该接受基于铂类的术后辅助化疗。[10,11,13,14]至于免疫治疗以及新辅助治疗＋手术＋辅助治疗的模式是否能给更多SCLC患者带来获益仍需进一步研究探索。

(三)纵隔淋巴结分期对手术治疗的影响

Granetzny等人评估了接受手术治疗的N0患者和接受新辅助放化疗后行手术治疗的N2患者的临床结果。结果发现,在组织学上N2淋巴结阳性的患者在行新辅助治疗后淋巴结肿瘤负荷完全消退的患者与N0患者组的中位生存期相当(N0:31.3个月比N2:31.7个月)。而那些持续N2淋巴结阳性患者的存活率较差(12.4个月)。因此,研究者建议对于N2淋巴结阳性的SCLC患者行新辅助放化疗后,N2淋巴结转阴后再行手术治疗。[39]

七、广泛期SCLC:手术治疗的"尝试"

在广泛期SCLC患者中,手术治疗并不是其主流推荐治疗手段。但仍有一些学者进行了一些尝试。2021年中山大学附属第五医院的学者回顾性分析2004—2015年SEER数据库中的广泛期SCLC患者的临床数据。研究共纳入24677例广泛期SCLC患者,并将其分为手术组和非手术组。研究通过倾向得分匹配分析消除两组间的偏差,比较两组的生存情况。结果提示,手术组中,接受肺叶切除术者比接受肺段、全肺切除术者预后生存率更佳。总体而言,手术可以延长广泛期SCLC患者的生存时间。[40]

此外,2022年Longo等人回顾性分析了244例广泛期SCLC患者的预后信息。结果发现,有10例患者进行了手术治疗。单变量和多变量Cox回归分析显示,多线化疗、手术、预防性颅脑照射与较长的总体生存率相关。[41]因此,即便是广泛期SCLC也可能从包含手术治疗的综合治疗中获益。

八、SCLC患者的挽救性手术

挽救性手术是一个相对较新的概念,是SCLC二线化疗的替代方法。其通常是局限期SCLC化疗耐药、化疗初始反应后出现局部复发、放化疗后存在残留病变、放化疗后先前照射区域的局部再进展等情况下所进行的补救性手术治疗[42,43]。Joosten等人回顾性分析了根治性放化疗后出现局部复发或仍持续进展而进行的挽救性肺切除治疗的局限期SCLC患者数据。研究发现,对于高度选择的局部复发或持续进展的SCLC患者,根治性放化疗后进行挽救手术是可行的,并且可以改善患者的预后。[43]

对于一些患者来说,在进行多学科讨论后,挽救性肺切除术可能是一种合理的治疗方法。其可作为二线化疗的替代方案而提供良好的局部控制和有利的生存结果。[42]但是,由于该手术数据较少,挽救性手术对于SCLC的治疗价值仍需在临床试验中得到进一步的证明。

小　　结

综上所述,SCLC的治疗经历了一段动荡的历史,从初期的笼统外科治疗到以放化疗为主的内科治疗,再到包含手术在内的综合治疗方案。目前,指南推荐早期SCLC患者行手术治疗,而中晚期SCLC患者则行放化疗为主的内科治疗。但也有大量的研究在探索手术治疗对于SCLC患者更广泛的应用场景,证明其对于中晚期患者可能存在潜在的预后价值。未来,随着技术的发展,相信以外科治疗为主的综合治疗手段会给更多的SCLC患者带来帮助。同时,我们也呼吁开展更多的前瞻性随机对照研究,以明确外科治疗在SCLC治疗中的地位。

（谢冬、郑思强）

参考文献

[1] Zhang Y, Luo G, Etxeberria J, et al. Global patterns and trends in lung cancer incidence: a population-based study[J]. J. Thorac. Oncol., 2021, 16(6): 933-944.

[2] Bray F, Ferlay J, Soerjomataram I, et al. Global cancer statistics 2018: GLOBOCAN estimates of incidence and mortality worldwide for 36 cancers in 185 countries[J].CA Cancer J. Clin., 2018, 68(6): 394-424.

[3] Siegel R L, Miller K D, Wagle N S, et al. Cancer statistics, 2023[J].CA Cancer J. Clin., 2023, 73(1): 17-48.

[4] Wang Q, Gümüş Z H, Colarossi C, et al. SCLC: Epidemiology, risk factors, genetic susceptibility, molecular pathology, screening, and early detection[J]. J. Thorac. Oncol., 2023, 18(1): 31-46.

[5] Takei H, Kondo H, Miyaoka E, et al. Surgery for small cell lung cancer: a retrospective analysis of 243 patients from Japanese lung cancer registry in 2004[J]. J. Thorac. Oncol., 2014, 9(8): 1140-1145.

[6] Martucci N, Morabito A, La Rocca A, et al. Surgery in small-cell lung cancer[J]. Cancers (Basel), 2021, 13(3):390.

[7] 陈克能.小细胞肺癌的外科治疗需要重新审视[J].中国胸心血管外科临床杂志, 2021, 28(11): 6.

[8] Lüchtenborg M, Riaz S P, Lim E, et al. Survival of patients with small cell lung cancer undergoing lung resection in England, 1998-2009[J].Thorax, 2014, 69(3): 269-273.

[9] Combs S E, Hancock J G, Boffa D J, et al. Bolstering the case for lobectomy in stages I, II, and IIIA small-cell lung cancer using the National Cancer Data Base[J]. J. Thorac. Oncol., 2015, 10(2): 316-323.

[10] Low M, Ben-Or S. Thoracic surgery in early-stage small cell lung cancer[J]. Thorac. Surg. Clin., 2018, 28(1): 9-14.

[11] Ganti A K P, Loo B W, Bassetti M, et al. Small cell lung cancer, version 2.2022, NCCN clinical

practice guidelines in oncology[J].J. Natl. Compr. Canc. Netw., 2021, 19(12): 1441-1464.

[12] Schreiber D, Rineer J, Weedon J, et al. Survival outcomes with the use of surgery in limited-stage small cell lung cancer: should its role be re-evaluated?[J]. Cancer, 2010, 116(5): 1350-1357.

[13] 中华医学会肿瘤学分会. 中华医学会肺癌临床诊疗指南(2023版)[J]. 中华肿瘤杂志, 2023, 45(7): 539-574.

[14] Dingemans A C, Früh M, Ardizzoni A, et al. Small-cell lung cancer: ESMO Clinical Practice Guidelines for diagnosis, treatment and follow-up[J]. Ann. Oncol., 2021, 32(7): 839-853.

[15] Al Zreibi C, Gibault L, et al. Surgery for small-cell lung cancer[J].Revue des maladies respiratoires, 2021, 38(8): 840-847.

[16] Schneider B J, Saxena A, Downey R J. Surgery for early-stage small cell lung cancer[J]. J. Natl. Compr. Canc. Netw., 2011, 9(10): 1132-1139.

[17] Fox W, Scadding J G. Medical Research Council comparative trial of surgery and radiotherapy for primary treatment of small-celled or oat-celled carcinoma of bronchus. Ten-year follow-up[J]. Lancet, 1973, 2(7820): 63-65.

[18] Watson W L, Berg J W. Oat cell lung cancer[J]. Cancer, 1962, 15: 759-768.

[19] Pignon J P, Arriagada R, Ihde D C, et al. A meta-analysis of thoracic radiotherapy for small-cell lung cancer[J]. N. Engl. J. Med., 1992, 327(23): 1618-1624.

[20] Lad T, Piantadosi S, Thomas P, et al. A prospective randomized trial to determine the benefit of surgical resection of residual disease following response of small cell lung cancer to combination chemotherapy [J]. Chest, 1994, 106(6 Suppl): 320s-323s.

[21] Loizidou A, Lim E. Is small cell lung cancer a surgical disease at the present time?[J]. Thorac. Surg. Clin., 2021, 31(3): 317-321.

[22] Lassen U, Hansen H H. Surgery in limited stage small cell lung cancer[J]. Cancer Treat Rev., 1999, 25(2): 67-72.

[23] Badzio A, Kurowski K, Karnicka-Mlodkowska H, et al. A retrospective comparative study of surgery followed by chemotherapy vs. non-surgical management in limited-disease small cell lung cancer[J]. Eur. J. Cardiothorac. Surg., 2004, 26(1): 183-188.

[24] Inoue M, Sawabata N, Okumura M. Surgical intervention for small-cell lung cancer: what is the surgical role?[J].Gen. Thorac. Cardiovasc. Surg., 2012, 60(7): 401-405.

[25] Liu T, Chen Z, Dang J, et al. The role of surgery in stage I to III small cell lung cancer: a systematic review and meta-analysis[J]. PLoS One, 2018, 13(12): e0210001.

[26] Zhong L, Suo J, Wang Y, et al. Prognosis of limited-stage small cell lung cancer with comprehensive treatment including radical resection[J].World J. Surg. Oncol., 2020, 18(1): 27.

[27] Rostad H, Naalsund A, Jacobsen R, et al. Small cell lung cancer in Norway. should more patients have been offered surgical therapy?[J].Eur. J. Cardiothorac. Surg., 2004, 26(4): 782-786.

[28] Varlotto J M, Recht A, Flickinger J C, et al. Lobectomy leads to optimal survival in early-stage small cell lung cancer: a retrospective analysis[J].J. Thorac. Cardiovasc. Surg., 2011, 142(3): 538-546.

[29] Jin K, Zhang K, Zhou F, et al. Selection of candidates for surgery as local therapy among early-stage small cell lung cancer patients: a population-based analysis[J]. Cancer Commun. (Lond.), 2018, 38 (1): 5.

[30] Gaspar L E, McNamara E J, Gay E G, et al. Small-cell lung cancer: prognostic factors and changing treatment over 15 years[J]. Clin. Lung Cancer, 2012, 13(2): 115-122.

［31］ Yang C F, Chan D Y, Speicher P J, et al. Role of adjuvant therapy in a population-based cohort of patients with early-stage small-cell lung cancer[J]. J. Clin. Oncol., 2016, 34(10): 1057-1064.

［32］ Yang C J, Chan D Y, Shah S A, et al. Long-term survival after surgery compared with concurrent chemoradiation for node-negative small cell lung cancer[J].Ann. Surg., 2018, 268(6): 1105-1112.

［33］ Wakeam E, Acuna S A, Leighl N B, et al. Surgery versus chemotherapy and radiotherapy for early and locally advanced small cell lung cancer: a propensity-matched analysis of survival[J]. Lung Cancer, 2017, 109: 78-88.

［34］ Yang Y, Yuan G, Zhan C, et al. Benefits of surgery in the multimodality treatment of stage ⅡB-ⅢC small cell lung cancer[J]. J. Cancer, 2019, 10(22): 5404-5412.

［35］ Yin K, Song D, Zhang H, et al. Efficacy of surgery and prophylactic cranial irradiation in stage Ⅱ and Ⅲ small cell lung cancer[J]. J. Cancer, 2018, 9(19): 3500-3506.

［36］ Chen M Y, Hu X, Bao Y, et al. Comparison of long term results between matched chemoradiotherapy and surgery for limited stage small cell lung cancer[J]. Cancer Manag. Res., 2019, 11: 9049-9055.

［37］ Raman V, Jawitz O K, Yang C J, et al. The effect of extent of resection on outcomes in patients with limited stage small cell lung cancer[J]. J. Thorac. Cardiovasc. Surg., 2021, 161(4): 1484-1492.

［38］ Zhou N, Bott M, Park B J, et al. Predictors of survival following surgical resection of limited-stage small cell lung cancer[J]. J. Thorac. Cardiovasc. Surg., 2021, 161(3): 760-771.

［39］ Granetzny A, Boseila A, Wagner W, et al. Surgery in the tri-modality treatment of small cell lung cancer. Stage-dependent survival[J]. Eur. J. Cardiothorac. Surg., 2006, 30(2): 212-216.

［40］ 杨沛轩, 农育新, 陈闽霞, 等. 手术对广泛期小细胞肺癌患者生存的影响:基于SEER数据库的倾向得分匹配分析[J].天津医科大学学报,2021, 27(1): 7.

［41］ Longo V, Pizzutilo P, Catino A, et al. Prognostic factors for survival in extensive-stage small cell lung cancer: an Italian real-world retrospective analysis of 244 patients treated over the last decade[J]. Thorac. Cancer, 2022, 13(24): 3486-3495.

［42］ Motas N, Manolache V, Scarci M, et al. Salvage surgery for small-cell lung cancer: a literature review [J]. Cancers (Basel), 2023, 15(8): 2241.

［43］ Joosten P J M, Winkelman T A, Heineman D J, et al. Salvage surgery for patients with local recurrence or persistent disease after treatment with chemoradiotherapy for SCLC[J]. JTO Clin. Res. Rep., 2021, 2(5): 100172.

第五章　早期非小细胞肺癌的精准外科治疗进展

国家癌症中心数据显示,肺癌是我国发病率及恶性肿瘤相关死亡率最高的恶性肿瘤。[1]晚期肺癌患者5年存活率仅为6%,而早期肺癌患者5年存活率可以达到60%。[2]因此,早期发现、早期干预是降低肺癌病死率以及疾病负担的有效手段。目前,手术切除是治疗早期肺癌最有效的方式,原位腺癌(adenocarcinoma in situ,AIS)和微浸润腺癌(minimally invasive adenocarcinoma,MIA)可以实现肺癌的根治性切除。1995年北美一项随机对照研究显示,对于周围型T1N0期的非小细胞肺癌(NSCLC)、局限性肺切除(肺段切除和楔形切除)的死亡率和局部复发率更高,肺叶切除术应作为外科治疗的金标准。[3]

近20年来,随着影像学技术的发展、筛查力度的增加,越来越多的小肺癌和磨玻璃结节(ground-glass opacity,GGO)被检出,小于2 cm的病变增多,肺部多发小结节增多,高龄早期肺癌患者更常见,肺癌的疾病谱发生了显著变化。一些研究者认为,早期肺癌的术前薄层CT影像可以很好地预测结节的恶性程度与淋巴结转移,可能不必在术中强制进行淋巴结的检查[4],在这种背景下,肺叶切除＋系统性淋巴结清扫的术式金标准地位愈发具有争议性。手术类型取决于肿瘤大小和C/T(最大实性成分直径/最大肿瘤直径)比率,具体而言,对于亚实性结节的肺癌,选择肺叶切除还是亚肺叶切除? 亚肺叶切除应采用肺段切除还是楔形切除(解剖性还是非解剖性切除)? 伴随JCOG0804、JCOG1211、JCOG0802和CALGB140503等研究结果的陆续发布,我们对Ⅰ期周围型NSCLC最佳手术治疗模式的了解越来越多。

日本临床肿瘤研究组(Japan Clinical Oncology Group,JCOG)于2002年开启了前瞻性、多中心、观察性的JCOG0201研究,目的是研究肺腺癌的放射学非侵袭性标准预测病理非浸润性的可行性。研究者最终将肿瘤长径≤2 cm、实性/肿瘤比率(consolidation/tumor ration,CTR)≤0.25确定为非浸润性肺癌的放射学标准,术前以此来判断病理无淋巴结转移、无脉管浸润的特异度可以达98.7%。[5]基于JCOG0201的结果,JCOG和西日本肿瘤研究组(West Japan Oncology Group,WJOG)先后开展了两项前瞻性、多中心的临床研究(JCOG0804/WJOG4507L和JCOG0802/WJOG4506L),探索早期NSCLC的最佳手术方式。随后,Asamura等[6]报道了肿瘤长径≤3 cm、CTR≤0.5的肺癌患者术后5年生存率约为97%,肿瘤长径≤3 cm、CTR≤0.5的肺癌患者也可以作为局限性切除的候选者。针对肿瘤长径≤3 cm、CTR≤0.5的患者群,JCOG在2013年又启动了另一项JCOG1211研究。JCOG0802的入组标准随之由CTR＞0.25修正为CTR＞0.5。[7,8]2022年4月,JCOG0802的研究结果正式发表在《Lancet》杂志上,这项研究证实了肺段切除优于标准肺叶切除。[9]在纳入了相比JCOG0802恶性程度更高的ⅠA期肺癌的前提下,CALGB140503研究还将非解剖性的楔形切除纳入亚肺叶切除中,其结论也和JCOG0802相似:亚肺叶切除术在无病生存率方面不劣于肺叶切除术,且两组在总体生存率方面也无明显差别[10]。接下来,我们就逐一对各项进行比较分析,共同探究ⅠA期肺癌最佳的手术方式。

一、早期NSCLC手术方式的临床研究进展

(一) JCOG0201研究

2002年12月至2004年5月,来自日本31个中心的811例周围型ⅠA期肺癌患者纳入研究,其中545例接受了肺叶切除术及淋巴结清扫且病理证实为肺腺癌的患者进入了主要分析。研究发现肿瘤长径≤2 cm、CTR≤0.25的放射学标准能很好地预测术后病理无淋巴结转移和脉管浸润,提示可以用此标准筛选局限性切除的患者。

JCOG0201研究的生存数据在2013年被首次报道[5],545例患者的5年生存率和5年无复发生存率(recurrence-free survival,RFS)分别为90.6%和84.7%。肿瘤长径≤2 cm、CTR≤0.25以及肿瘤长径≤3 cm、CTR≤0.5的亚组患者5年生存率分别可以达到96.7%和97.1%。2019年,Tsutani等报道了JCOG0201的10年随访数据,536例病理为Ⅰ期肺腺癌的患者肺叶切除术后10年RFS为83.9%;多因素Cox分析确定了实性成分>2 cm、肿瘤侵犯脏层胸膜及血管浸润为ⅠA期腺癌复发的危险因素。[11]有学者将JCOG0201研究中的患者群分为A(肿瘤长径≤2 cm,CTR≤0.25)、B(肿瘤长径<3 cm,CTR≤0.5,不包括A组)、C(肿瘤长径≤2 cm,0.5<CTR≤1)、D(肿瘤长径≤3 cm,0.5<CTR≤1)组进行分析,研究显示,A、B、C、D组患者10年生存率分别为94%、92.7%、84.1%和68.8%,10年RFS分别为94%、89%、79.7%和66.1%;A+B组患者10年生存率(93.1%)和RFS(90.5%)显著优于C+D组(分别为76.7%和73.2%,HR分别为2.708和2.744)。此外,A组没有观察到术后的复发,该结果再次提示,肿瘤长径≤3 cm、CTR≤0.5的肺癌预后极好,可以进行亚肺叶切除。

作为JCOG肺癌外科系列研究的开山之作,JCOG0201的研究结果基于标准肺叶切除术,虽没有直接比较与亚肺叶切除术的优劣,但启蒙了后续相关研究的试验设计,起到了关键的奠基作用。

(二) JCOG0804研究

JCO0804研究是一项单臂验证性临床试验,评估亚肺叶切除(楔形切除术和肺段切除术)在GGO为主型(肿瘤长径≤2 cm,CTR≤0.25)周围型肺癌中的有效性及安全性,研究的主要终点是5年RFS。由于GGO为主型腺癌的预后极为良好,研究人员认为采用肺叶切除术的损伤太大,因此放弃了随机对照的研究设计。

2009年5月6日至2011年4月26日期间,来自日本51个中心的333例患者纳入了研究,其中314例最终进行了亚肺叶切除的患者进行了主要终点评估,其中楔形切除258例,肺段切除56例;研究人群的5年RFS达到了99.7%(90%CI:98.3%~99.9%),随访中未出现局部复发。[12]Mohiuddin等的研究表明,对于肿瘤长径在2 cm以内接受楔形切除的NSCLC,切缘距离>5 mm的患者复发及死亡风险低于切缘距离<5 mm的患者,且风险会随着切缘距

离的增加而降低。[13]JCOG0804研究方案中设定的楔形切除最小手术切缘为5 mm,需在术中强制确认,如不符合该标准,楔形切除应改为肺段切除术或肺叶切除术。根据JCOG0804研究没有出现局部复发的结果,可以认为对于GGO为主的周围型腺癌,5 mm的切缘距离已经足够,对于肿瘤长径≤2 cm、CTR≤0.25的周围型GGO为主型腺癌,亚肺叶切除术可以作为首选术式。

由于纳入了超过50%的纯磨玻璃结节(pure ground-glass nodules,PGGNs),JCOG0804研究的结果非常理想,符合绝大多数人的预期。可能存在的令人困扰之处在于,CTR是一个存在主观性的指标,尤其是在测量一些实性成分较少的GGO时,可能会出现一些模棱两可的临界情况。实际上CTR作为一个一维线性指标,只要在0.5的范围以内时,实性成分的真实体积占比都是很小的,都可以视为GGO成分为主。Katsumata等的研究表明,以0.5的CTR为界值,诊断病理为低侵袭性(无淋巴结转移,无血管侵犯)临床T1a期GGO的特异度可以达到100%,可以进行局限性切除。[14]JCOG0201研究的长期随访结果也显示,肿瘤长径≤2 cm、CTR≤0.5的GGO患者10年RFS和生存率都可以达到94%,同样无一例复发。因此,当筛选GGO为主型肺腺癌进行亚肺叶切除时,CTR的测量精准性并不是问题。

另一个问题是,既然JCOG0804研究中的患者长期预后极好,那么对于CTR≤0.25的小结节,尤其是纯GGO,是否真的需要手术值得商榷。对一些长期稳定的肺结节进行手术切除可能并不利于改善预后。一项前瞻性研究对肿瘤长径<3 cm、实性成分<5 mm的亚实性结节(subsolid nodules,SSNs)进行年度CT观察,5年后仅有14%的PGGNs长径增长超过2 mm,只有22%的部分实性结节中的实性成分增长超过2 mm。JCOG于2020年启动了另一项前瞻性单臂验证试验(JCOG1906研究),探讨对JCOG0804研究相同的患者群密切观察而不立即手术的10年生存率。相信JCOG1906的研究结果能在GGO型肺癌的最佳干预时机和如何防止早期肺癌过度治疗这两个关键问题上为我们提供更深入的见解。

(三) JCOG1211研究

JCOG1211研究也是一项非随机化的单臂验证试验,目的是评估肺段切除术在除JCOG0804研究的患者群以外临床T1N0期GGO为主型肺癌中的有效性,肺段切除术要求肺门、肺叶间及肺内淋巴结的清扫,允许额外进行1~2个楔形切除,研究的主要终点同样是5年RFS。JCOG0201研究显示,放射学非侵袭性肺癌患者接受肺叶切除术后5年RFS达到了95.9%,预期肺段切除术的患者5年RFS可以达到94%。研究入组于2015年结束,纳入了来自日本42个中心的390例患者。研究的5年随访结果:对于纳入分析的肿瘤长径为2~3 cm、CTR≤0.5的患者群(n=154),5年RFS达到了98%(95%CI:94.1%~99.4%),超过了研究的整体预期。[15]JCOG1211同样是由影像学指导早期肺癌外科切除的研究,其主要结果不仅再次验证了对于GGO为主型的肺癌,保证足够切缘的亚肺叶切除完全是足够的,同时也提示我们,今后基于术前影像学的评估可能可以直接决定术中对GGO为主型早期腺癌的切除范围,而无需等待术中冰冻病理结果。在淋巴结的处理上,JCOG1211研究中的肺段切除并没有强制切除纵隔淋巴结。此前虽然已有回顾性研究报道了CTR≤0.5的腺癌不会出现淋巴结转移以及术后5年复发,但样本量还不足够说明在肿瘤长径2 cm以上的这类肺癌进行肺段切除时可以不检查纵隔淋巴结。从JCOG1211研究结果判断,只要GGO的CTR值≤0.5,在进行亚肺叶切除时不对纵隔淋巴结进行清扫或采样的策略是稳妥的,这样既缩短了手术时间,也避免了对正常结构的损伤。JCOG1211研究的入组期间,3D重建支气管造影和血管造影技术(three-dimensional computed tomography bronchography and angiography,3D-CTBA)在肺段切除手术中得到了进一步的推广,段间平面的识别和处理技术也在不断精进,肺段切除术的实施质量势必相比JCOG0802研究有所提高。但对肿瘤长径2 cm以上的肺癌实施肺段切除时,要想做到合格的切缘控制相比2 cm以内的小肺癌也更富有挑战性。JCOG1211研究,即在病灶不足3 cm且实性成分百分比不足50%的情况下,如果抠去JCOG0804的最优势人群(病灶不足2 cm且实性成分百分比不足25%),那剩下的患者依然可以安全地开展肺段切除术。

(四) JCOG0802研究

JCOG0802/WJOG4607L研究是一项多中心、随机、对照、非劣效性研究,重点比较肺段切除术和肺叶切除术对周围型放射学侵袭性腺癌(肿瘤长径≤2 cm,0.5<CTR≤1)的疗效,研究的主要终点是5年生存率。不同于JCOG0804和JCOG1211研究,JCOG0802/WJOG4607L研究纳入的是放射学侵袭性腺癌。由于是非劣效性试验设计,当肺段切除术在主要终点不劣但也不优于肺叶切除术时,还需要肺段切除术在术后1年的呼吸功能上优于肺叶切除术,才能判定肺段切除术可以作为标准的手术术式。[9]

2009年8月10日至2014年10月21日,共纳入来自日本70个中心的1106例患者(意向治疗人群),其中70岁以上的患者422例(38.2%);腺癌968例(87.5%);923例(83.5%)pTNM属Ⅰa期(第7版TNM分期);中位肿瘤长径为1.6 cm(0.6~2.0 cm);553例(50.0%)纯实性肿瘤CTR=1;554例接受肺叶切除术,552例接受肺段切除术;肺段切除组中有22例转为肺叶切除术,1例接受了楔形切除;预后的中位随访时间为7.3年。意向治疗分析(intentioin-to-treat analysis,ITT)显示,肺段组和肺叶组患者5年生存率分别为94.3%和91.1%(HR=0.663,95%CI:0.474~0.927,非劣性单侧P<0.0001,优效性P=0.0082),肺段组优于肺叶组。符合方案分析和接受治疗分析中肺段切除术在总生存上的优势更加明显,HR分别为0.597(95%CI:0.419~0.849)和0.574(95%CI:0.407~0.811),5年RFS分别为87.9%和88.0%(HR=0.998,95%CI:0.753~1.323,P=0.9889),差异无统计学意义。两组患者术后1年第1秒用力呼气量(forced expiratory volume in the first second,FEV1)的百分比差值为3.5%(P<0.0001),差异有统计学意义,但没有达到预期10%预定阈值。根据研究方案中设置的判定标准,由于肺段切除术相比肺叶切除术在5年生存率上的优效性,且在肺功能保护上具有显著优势,肺段切除术应该成为小周围型放射学侵袭性肺腺癌的标准术式。JCOG0802/WJOG4607L研究成为迄今为止第一个显示早期肺癌肺段切除术在总生存率上优于肺叶切除术的随机对照试验,但鼓舞人心的结果背后还有不少有价值的信息以及争议点值得我们思考(图5.1)。

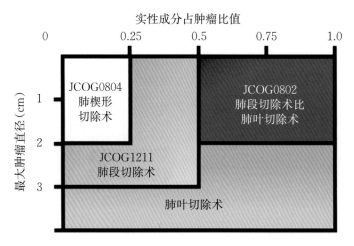

图5.1　JCOG0802不同手术方式的数据对比

（五）CALGB140503研究

这是一项比较肺叶切除和亚肺叶切除治疗早期外周型非小细胞肺癌的多中心、非劣势的Ⅲ期临床试验（CALGB140503），该研究纳入2007年6月至2017年3月的临床分期为T1aN0且术中确认淋巴结阴性并接受亚肺叶切除或肺叶切除的697名非小细胞肺癌患者。其中，随机接受亚肺叶切除术340例，肺叶切除术357例，中位随访时间为7年。主要结果表明，亚肺叶切除术后5年无病生存率为63.6%（95%CI：57.9～68.8），肺叶切除术组5年无病生存率为64.1%（95%CI：58.5～69.0），亚肺叶切除术在无病生存率方面不劣于肺叶切除术（疾病复发或死亡的风险比为1.01；90%可信区间[CI]为0.83～1.24）。且两组在总体生存率方面也无明显差别（死亡风险比为0.95；95%可信区间为0.72～1.26）。[10]

同时，在局部区域或远处复发的发生率方面，亚肺叶切除术后局部复发率略高于肺叶切除术后（13.4%比10.0%），但差异无临床意义。远处复发同样也无明显差异。

在肺功能方面，研究结果证明在术后6个月，亚肺叶切除组有更好的肺功能。肺叶切除术后预计FEV1百分率较基线的下降幅度（−6.0,95%CI：−8.0～−5.0）大于亚肺叶切除术（−4.0,95%CI：−5.0～−2.0），肺叶切除术后预计用力肺活量百分率的下降幅度（−5.0,95%CI：−7.0～−3.0）大于亚肺叶切除术组（−3.0,95%CI：−4.0～−1.0）。此外，该研究共记录了101例与肺癌相关的死亡（亚肺叶切除组46例，肺叶切除组55例），其他原因死亡93例（分别为48例和45例）。两组因肺癌和其他原因死亡的累积发生率相似。

根据上述结果，作者得出结论，对于肿瘤直径小于或等于2 cm且经病理证实为肺门和纵隔淋巴结阴性的T1aN0M0周围型（位于肺野外1/3）非小细胞肺癌患者，亚肺叶切除术的生存率不亚于肺叶切除术。无论是解剖肺段切除还是楔形切除，亚肺叶切除都是一种有效的非小细胞肺癌治疗方法。此研究颠覆了1995年肺癌研究组的结论，取得了与JCOG0802相似的结果，为小于或等于2 cm的非磨玻璃NSCLC可实施亚肺叶切除提供了有力证据。

CALGB140503研究在肺癌的外科领域无疑是重磅的。相比于JCOG0802设计，CALGB140503研究更加激进。排除纯磨玻璃结节，亚肺叶切除组中近60%的患者采用楔形切除。对亚肺叶切除可能存在复发率升高的问题而言,CALGB140503消除了我们的疑虑。同时证明规范术中淋巴结分期的楔形切除或肺段切除的潜在优势,以及亚肺叶切除在肺功能保护方面的优越性。该研究更是对JCOG0802研究的补充。CALGB140503研究规定需要通过术中冰冻病理证实右侧肺癌的4、7、10站淋巴结和左侧肺癌的5/6、7、10站淋巴结阴性方可进入随机化程序。根据JCOG0802研究结果,肺段切除术局部复发的患者比例为10.5%,肺叶切除术为5.4%($P=0.0018$)。由于JCOG0802研究的很大一部分肺段手术患者没有进行系统的淋巴结清扫,这可能就是JCOG0802研究中肺段切除术局部复发的患者比例明显高于肺叶切除术的原因。在CALGB140503研究之后,或许对于存在实性成分或者实性为主的周围型小结节病灶,规范的亚肺叶切除可以作为一种治疗选择,意向性楔形切除在一定程度上得以正名,但是该研究没有提及楔形切除术与肺段切除术在患者局部复发是否具有显著差异。需要更多的研究来探讨亚肺叶切除尤其是楔形切除术的潜在价值。

二、早期NSCLC手术方式的潜在问题

从以上权威杂志发表的肺段研究来看,肺段手术是否能在小肺癌中取代肺叶切除的地位还需要解决诸多问题。

(一)肺段切除术能否实现肿瘤切除的彻底性

从5年RFS来看,虽然肺段切除术与肺叶切除术比较差异无统计学意义,但肺段组11%($n=58$)的患者出现了局部复发,相比之下,肺叶组只有5%($n=30$)的患者出现了局部复发,肺段组的局部复发率几乎是肺叶组的2倍。局部复发中,肺叶组未出现手术切缘和支气管残端的复发,而肺段组出现了11例切缘复发和2例支气管残端的复发;肺段组肺门、纵隔淋巴结复发患者例数也多于肺叶组。抛开生存分析中死亡事件对复发的竞争风险(即肺叶组出现的额外死亡事件可能在某种程度上减少了复发事件),显然,JCOG0802研究中的肺段切除仍然没有解决亚肺叶切除局部复发率较高的问题。可能的原因,一是部分肺段手术的完成质量尚有提升的空间,基于断层CT规划的传统单肺段或联合双肺段的切除在目前看来不够精细,可以看到肺段组术中和术后分别有4例和3例患者因为切缘的不彻底性扩大了切除范围或接受二次手术。多达70个中心的患者进行入组,不同中心的术者对肺段手术的完成质量也会存在差异,这从肺段手术的平均时长就有所体现。二是肺段切除术的适应证问题,JCOG0802研究中的肺段组有16例患者因为在术中证实了肺门和(或)纵隔淋巴结转移而转为肺叶切除术。从控制局部复发的角度,对于切缘符合理论要求,但事实癌细胞已经转移(如段间淋巴结阳性)和可能转移(气腔播散(spread through air spaces,STAS)阳性及高分级的腺癌)至切缘范围以外的高危结节,可能都有必要转为肺叶切除术。这些问题上,JCOG0802研究缺少相应的质控举措。

如何进行更加彻底的肺段切除术?对此我们提出以下几点。首先是要遵守肿瘤学原则,Wu等报道利用3D-CTBA技术进行胸腔镜下联合亚段切除能保留更多的肺实质并保证安全的切缘。[16]利用三维重建技术进行肺段切除的术前规划,以病灶为中心,不拘泥于固有

的段间平面,依据肿瘤安全切缘确定靶肺组织的切除范围,可以对切缘进行更加严格的质控。肺叶切除时,对叶内淋巴结的切除可以降低N1淋巴结转移的漏诊率,对N1淋巴结阳性的患者进行化疗有望降低复发风险。同理,在进行肺段切除时,也不能忽视对段间淋巴结的检查,尤其是浸润性成分较大的T1b期肺癌,这类肺癌出现隐匿淋巴结转移的概率相对更高。当快速冰冻病理证实存在段间淋巴结转移时,肺叶切除术比意向性肺段切除术更加有利于手术的彻底性。此外,由于STAS和微乳头等高危病理成分是肺段切除术后复发的危险因素,因此,如果能在术前或通过术中冰冻病理的结果来决定切除范围,更加科学可靠。

(二)如何看待两组间患者生存结局及死亡原因的差异与原发肺癌无关

JCOG0802研究结果显示,与肺段切除组($n=27$)比较,肺叶切除组死于其他疾病的患者($n=52$)略多,此外,接受肺叶切除术的患者($n=31,6\%$)比接受肺段切除术的患者($n=12,2\%$)更常出现其他恶性肿瘤相关死亡,包括第二原发肺癌。同时我们注意到,肺段组中复发患者接受彻底治疗的比例(93%,$35/44$)高于肺叶切除组(80%,$62/67$),并且在5年随访后存活的患者比例(分别为68%和49%)更高;在对第二原发肺癌的治疗上,肺段组再切除的比例(89%,$32/36$)也要高于肺叶组(63%,$19/30$)。这些数据虽不能证明肺叶切除会直接增加除原发肺癌以外的死亡,包括其他恶性肿瘤及呼吸、脑血管疾病,但可以提示我们,肺叶切除术对早期NSCLC患者带来的伤害性或许体现在对肿瘤复发以及第二原发肺癌再治疗的耐受力降低方面,这与亚组分析中,肺段切除的男性、大于等于70岁、实性结节、非腺癌的亚组患者的总生存率要显著优于肺叶切除的结果在某种程度上是相契合的。肺鳞癌以及纯实性的肺腺癌通常好发于高龄男性,患者共同的特点是心肺功能储备不甚理想,易合并更多的基础疾病。姑息性的肺段切除尽管时常不足以治愈原发肺癌,但有助于为高龄患者保留进一步治疗呼吸系统疾病、脑血管疾病或其他恶性肿瘤的可行性,JCOG0802研究结果支持我们以往从回顾性研究中得到的更青睐肺段切除术的经验。同时对于多发的肺癌患者,肺段切除术或者说亚肺叶切除术有时是唯一的术式选择。从另外一个角度,对于单发肺癌,尤其是CTR=1的纯实性结节,如果患者较年轻,没有基础疾病或基础疾病较少,接受肺段切除术的实际收益便有待商榷。可以注意到,肺叶切除术后1年的FEV1只下降了12%,相比之下肺段切除术只有3.5%的获益,远没有达到试验预期。在找到比FEV1更合适的肺功能评估指标和提高亚肺叶切除肺功能保留的方法之前,现阶段必须思考这3.5%的收益是否值得我们承担肺段切除术在围手术期的风险,以及3.5%的差异究竟能否被患者感知,甚至说某些肺段切除能不能取得实际肺功能上的获益。Nomori等报道,当肺段切除术的范围$\geqslant$2个肺段或$\geqslant$5个亚段时,肺功能的保护和肺叶切除术无显著差异。[17]Chen等的研究也指出,当肺段手术切除的亚段数超过了肺叶总亚段数的一半,肺功能的损失便与切除整个肺叶类似,这意味着切除更少的肺组织并不一定能保留更多的肺功能。[18]因此,首次手术尽最大可能实现肺癌的治愈,避免术后对肿瘤复发的治疗或许对提高患者的生存质量更有现实价值。患者即使切除了肺叶,也不可放松术后的随访,出现复发后采取更积极的治疗将带来确切的生存获益。对于高风险的ⅠA期NSCLC患者群,日本学者在2020年启动了一项多中心的随机对照研究JCOG1909,验证解剖性肺段切除在总生存上与楔形切除比较的有效性。既往回顾性研究报道了对于不适合接受肺叶切除的患者,楔形切除可以取得与肺段切除术相当的预后并更加安全可靠。GALGB14503研究公布的围手术期结果也显示,肺段切除术与楔形切除术比较更容易出现3级以上不良事件[分别为19%(24/129)和11%(22/200)]。对于没有肺门和纵隔淋巴结转移的周围型cT1aN0≤2 cm的NSCLC患者,在主要终点DFS或次要终点OS方面,亚肺叶切除组都不劣于肺叶切除组。两个手术组都有大约30%的患者疾病复发,孤立性局部复发或全身复发的发生率无显著差异。虽然在FEV1和FVC下降幅度上存在绝对差异,结果有利于亚肺叶切除组,但差异可能没有临床意义。如果把CALGB140503和JCOG 0802的试验结果结合起来,我们有相当有力的证据表明,在这个经过精心挑选的患者群中(术前和术中都符合严格标准),亚肺叶切除是安全、可取的,可作为新的标准治疗。

(三)对于纯实性的结节肺段切除术能否作为标准术式

肺腺癌的CTR是预后判断的一个非常关键的影像学指标。JCOG0201研究后续的长期随访数据显示,CTR=1能够可靠地预测cT1期肿瘤复发。JCOG0802研究并没有提供CTR=1的纯实性结节的复发情况,肺段切除的复发率有无增加目前不得而知。但根据Hisashi Saji教授公布的未发表数据,在JCOG0802研究中的纯实性肿瘤亚组,肺段切除术相比肺叶切除术在5年RFS上也没有显著差异(HR=1.013,95%CI:0.723~1.417)。纯实性肿瘤出现STAS阳性的概率更高,起初认为肺段切除的风险较大,而有研究者报道了对于STAS阳性的ⅠA期肺段,肺段切除与肺叶切除比较并不增加局部的复发。有研究显示,对于STAS阳性的病理ⅠA期肺癌患者,肺段切除术的RFS和总生存率与肺叶切除比较差异无统计学意义,但楔形切除患者的RFS和总生存率会有显著的降低。有研究报道,局限性切除切缘≥2 cm的亚组即使存在STAS也不会出现局部复发,说明在实现足够切缘的情况下,STAS似乎并不影响我们实施肺段切除术,当我们再次回到如何提高肺段切除术的质量这个问题,从现有的证据中还可以得到的启发是,对于≤2 cm的高危结节,可能需要我们把肺段切除的切缘距离都控制在2 cm以上,因为Eguchi等的研究已经提示我们,即使切缘距离/肿瘤长径≥1,在处理STAS阳性的结节时也不足以显著减少复发。

(四)关于微乳头等高危病理亚型的手术方式选择

基于不同病理成分的比例,国际肺癌研究协会于2020年提出浸润性肺腺癌的分级系统,分级高低与实性成分的比例密切相关,Grade 3级大部分(84.7%)在CT上表现为纯实性结节,更容易出现恶性程度更高的KRAS突变。但目前尚缺少针对不同术式在高分级肺腺癌的疗效验证。既往研究表明,微乳头成分占比≥5%是亚肺叶切除患者术后复发的独立危险因素,但不是肺叶切除患者复发的危险因素。有研究者进一步指出,当微乳头成分>5%,肺段切除术的RFS和总生存率都显著劣于肺叶切除术。如何从CTR=1的纯实性肿瘤中筛选出不适合进行肺段切除术的患者是JCOG0802研究无法回答的问题,因此,从恶性肿瘤控制的角度,纯实性肿瘤进行肺段切除术时应格外谨慎。从JCOG0802研究的亚组分析出发,对于CTR=1的肿瘤,肺段切除术的RFS并没有劣势并且取得了非常明显的总生存率的改善,无论这种改善是不是与原发肺癌本身有关,这项研究或许提示我们,对于高危的纯实性结节,肺叶切除术的效果可能也不够理想,术后需要辅助化疗或靶向治疗等来进一步提升疗效。

研究者得出的结论是,亚肺叶切除术在生存率、复发率方面都不劣于肺叶切除术,因此可以将亚肺叶切除作为小于或等于2 cm外周型非小细胞肺癌的标准术式。美国癌症和白血病研究组(Cancer and Leukemia Group B,CALGB)目前公布的结果可以说既在情理之中,又在意料之外。符合我们预期的是,亚肺叶切除对于呼吸功能的保护,至少从FEV1和FVC这两个通气指标的检测来看,相比切除一个完整的肺叶并没有特别大的检测数据上的优势。在我们意料之外的主要有两点,一是相较于JCOG0802,亚肺叶切除并没有体现出在相比标准肺叶切除在总生存上的获益,两组在肺癌相关以及非肺癌相关的死亡上都保持了一致。有趣的是,在DFS的亚组分析中,肺叶切除在PS评分在1~2分的亚组甚至出现了优于亚肺叶的趋势,这与我们平时的认知恰好相反。二是亚肺叶组并没有出现更多的局部或者远处的复发,就算楔形切除的比例占到了将近六成,因为曾经的经验提示我们对于病理高侵袭性的肺腺癌,亚肺叶切除,尤其是楔形切除,往往是局部复发增加的危险因素。CALGB的亚组分析中,可能存在的一个隐患是,对于直径在1.5~2.0 cm的亚组,亚肺叶表现出不具有统计学显著性的劣势(HR=1.24,90%CI 0.92~1.67)。这些意外背后的原因,一部分可能是由于CALGB和JCOG0802背后人种疾病谱以及术后辅助治疗决策模式上的差异。但就目前对亚肺叶切除可能存在复发率升高的问题而言,CALGB在打消我们的疑虑的同时,其实也再次提示了规范亚肺叶切除的重要性。CALGB与JCOG0802最大的区别,或许并不在于纳入了多少含有GGO成分的肺腺癌,也不在于有多少病例接受了楔形切除,而是亚肺叶切除对于切缘的把控和对淋巴结清扫的彻底程度。CALGB研究规定需要通过术中冰冻病理证实右侧肺癌的4、7、10站淋巴结和左侧肺癌的5/6、7、10站淋巴结阴性方可进入随机化程序,而JCOG0802中肺段组接受系统性淋巴结清扫的比例要低于肺叶组,超过一半的病例进行了肺叶选择性淋巴结切除,这可能是CALGB和JCOG0802的局部复发率与标准肺叶切除相比存在差异的关键原因。

同样都是亚肺叶切除,清不清淋巴结是两回事。或许在CALGB之后,对于影像上有实性成分或纯实性的周围型小病灶,只有术中彻底检查淋巴结的亚肺叶切除才能真正称得上是规范的亚肺叶切除。

当我们再次回到亚肺叶和肺叶这个问题上,目前的情况其实是乐观与挑战共存。乐观的方面是,JCOG0802和CALGB提供的证据可以让未来更多的患者避免不必要的肺叶切除,尤其是给了多发结节更多的处理选项。挑战的方面是,为规范的亚肺叶切除选择合适的适宜人群势必需要病理科室的密切配合,术中冰冻病理检查的人员成本与准确性在现阶段我们的临床实践中都不足够理想。而对于外科医生而言,规范的亚肺叶切除,尤其是术前三维重建充分规划的解剖性亚肺叶切除应该成为一门必修课,这也是实现为每一位早期肺癌患者提供个性化、高质量诊疗的必备技能。

(李志新、蔡昊旻)

参考文献

[1] Qiu H, Cao S, Xu R. Cancer incidence, mortality, and burden in China: a time-trend analysis and comparison with the United States and United Kingdom based on the global epidemiological data

released in 2020[J].Cancer Communications, 2021, 41(10):1037-1048.

[2] Siegel R L, Miller K D, Fuchs H E, et al. Cancer statistics, 2022[J].CA: A Cancer Journal for Clinicians, 2022, 72(1): 7-33.

[3] Ginsberg R J, Rubinstein L V. Randomized trial of lobectomy versus limited resection for T1 N0 non-small cell lung cancer Lung Cancer Study Group[J].The Annals of thoracic surgery, 1995, 60(3): 615-622.

[4] Aoki T, Tomoda Y, Watanabe H, et al. Peripheral lung adenocarcinoma: correlation of thin-section CT findings with histologic prognostic factors and survival[J].Radiology, 2001, 220(3):803-809.

[5] Suzuki K, Koike T, Asakawa T, et al. A prospective radiological study of thin-section computed tomography to predict pathological noninvasiveness in peripheral clinical Ⅰ A lung cancer (Japan Clinical Oncology Group 0201).[J].Journal of Thoracic Oncology, 2011, 6(4):751-756.

[6] Asamura H, Hishida T, Suzuki K, et al. Radiographically determined noninvasive adenocarcinoma of the lung: survival outcomes of Japan Clinical Oncology Group 0201[J].J. Thorac. Cardiovasc. Surg., 2013, 146(1):24-30.

[7] Ito H, Suzuki K, Mizutani T, et al. Long-term survival outcome after lobectomy in patients with clinical T1N0 lung cancer[J].Journal of Thoracic and Cardiovascular Surgery, 2020, 161(1):281-290.

[8] Hattori A, Matsunaga T, Takamochi K, et al. Prognostic impact of a ground-glass opacity component in clinical stage Ⅰ A non-small cell lung cancer[J]. J. Thorac. Cardiovasc. Surg., 2021, 161(4):1469-1480.

[9] Saji H, Okada M, Tsuboi M, et al. Segmentectomy versus lobectomy in small-sized peripheral non-small-cell lung cancer (JCOG0802/WJOG4607L): a multicentre, open-label, phase 3, randomised, controlled, non-inferiority trial[J].The Lancet, 2022,399(10335):1607-1617.

[10] Altorki N, Wang X, Kozono D, et al. Lobar or sublobar resection for peripheral stage Ⅰ A non-small-cell lung cancer[J]. N. Engl. J. Med., 2023, 388(6): 489-498.

[11] Tsutani Y, Suzuki K, Koike T, et al. High-risk factors for recurrence of stage Ⅰ lung adenocarcinoma: follow-up data from JCOG0201[J]. Ann. Thorac. Surg., 2019,108(5): 1484-1490.

[12] Suzuki K, Watanabe S I, Wakabayashi M, et al. A single-arm study of sublobar resection for ground-glass opacity dominant peripheral lung cancer[J]. J. Thorac. Cardiovasc. Surg., 2022,163(1):289-301.

[13] Mohiuddin K, Haneuse S, Sofer T, et al. Relationship between margin distance and local recurrence among patients undergoing wedge resection for small (≤2 cm) non-small cell lung cancer[J]. Journal of Thoracic & Cardiovascular Surgery, 2014, 147(4):1169-1177.

[14] Katsumata S, Aokage K, Nakasone S, et al. Radiologic criteria in predicting pathologic less invasive lung cancer according to TNM 8th edition[J]. Clin. Lung Cancer, 2019, 20(2): e163-e170.

[15] Kakinuma R, Noguchi M, Ashizawa K, et al. Natural history of pulmonary subsolid nodules: a prospective multicenter study[J]. J. Thorac. Oncol., 2016, 11(7): 1012-1028.

[16] Wu W B, Xia Y, Pan X L, et al. Three-dimensional navigation-guided thoracoscopic combined subsegmentectomy for intersegmental pulmonary nodules[J]. Thorac. Cancer, 2019, 10(1): 41-46.

[17] Nomori H, Shiraishi A, Yamazaki I, et al. Extent of segmentectomy that achieves greater lung preservation than lobectomy[J]. Ann. Thorac. Surg., 2021, 112(4):1127-1133.

[18] Chen L, Gu Z, Lin B, et al. Pulmonary function changes after thoracoscopic lobectomy versus intentional thoracoscopic segmentectomy for early-stage non-small cell lung cancer[J]. Transl. Lung Cancer Res., 2021, 10(11): 4141-4151.

051

第六章　多原发肺癌的精准治疗进展

由于计算机断层扫描技术的发展,多原发肺癌(multiple primary lung cancer,MPLC)的诊断逐年增加。MPLC的诊断关键在于与肺癌肺内转移(intrapulmonary metastasis,IM)进行鉴别,这是多发性肺癌(multiple lung cancer,MLC)准确分期和精准治疗的基础。大多数MPLC患者在疾病的早期确诊,因此手术治疗是最常见的治疗方法。近年来,以手术为主的综合治疗越来越多地应用于临床决策,但其具体在临床中的获益情况仍在探索中。本章全面搜索了当前有关MPLC诊断和治疗的相关文献,总结了现有的MPLC的诊断标准和鉴别诊断方法,并讨论了MPLC的手术治疗方案的选择及新的治疗方法,期望帮助临床更好地识别和处理MPLC患者。

一、多原发肺癌的概念与诊断

自Beyreuther于1924年发表了第1例MPLC以来,临床开始关注MPLC。MPLC是指在肺内同时或先后发现2个或2个以上原发性肺癌病灶,而这些病灶不仅在解剖上是分离的,在起源上也是独立的。1975年,Martini和Melamed根据术前影像资料及手术结果将MPLC分为同时性多原发肺癌(synchronous multiple primary lung cancer,sMPLC)与异时性多原发肺癌(metachronous multiple primary lung cancer,mMPLC)。[1]但部分研究将两次诊断的时间间隔作为sMPLC与mMPLC的分类标准,多使用6个月或24个月[2,3]。中国sMPLC分期手术的时间间隔多小于6个月,因此我们建议以6个月作为分类标准。sMPLC中最大的病灶称为主病灶,其余的病灶称为次病灶。mMPLC根据诊断时间的先后分为第一原发性肺癌(first primary lung cancer,FPLC)和第二原发肺癌(second primary lung cancer,SPLC)。

1975年首次提出的诊断MPLC的临床病理标准(简称M-M标准)具体如下(表6.1)[1]:

(1) 组织学类型不同。

(2) 组织学类型相同时分为2种情况:① sMPLC必须满足3个条件:起源于原位癌;发生于不同肺叶或肺段;在共同的淋巴引流部位和肺外均无转移;② mMPLC满足以下条件之一即可:肿瘤起源于原位癌;肿瘤之间有2年的无瘤间隔;位于不同肺叶且无共同的淋巴结转移及肺外转移。M-M标准是当前应用最为广泛的诊断标准。虽然当组织学类型相同时,M-M标准在区分MPLC和IM方面缺乏准确性,但是M-M标准在当时的肺癌病理诊断及治疗条件下是有价值的。1995年,Antakli等提出了一套改良的标准(表6.1)。[4]Antakli标准相对宽泛,删去了无瘤间隔至少2年的要求,加入了DNA倍体数标准,但受限于当时的医疗水平,DNA检测技术未普及,该标准没有得到广泛的应用。

表6.1　MPLC诊断的M-M标准(1975年)[1]和Antakli修改版标准(1995年)[4]

同时性MPLC	异时性MPLC	Antakli修改版标准
1.肿瘤孤立且分离	1.病理学类型不一致	1.病理学类型不一致
2.病理学类型	2.病理学类型一致	2.病理学类型一致,但符合以下两条或以上标准
(1) 不一致 (2) 一致但位于不同肺段和(或)肺叶 　①肿瘤原位起源 　②肿瘤之间无相同淋巴引流 　③诊断时无肺外转移	(1) 两次肿瘤发现时间间隔≥2年 (2) 肿瘤原位起源 (3) 第二肿瘤位于不同肺叶,但 　①无相同淋巴引流 　②诊断时无肺外转移	(1) 解剖位置孤立 (2) 相关性癌前病变 (3) 无系统性转移 (4) 无纵隔内转移 (5) 不同的DNA倍体数

随着分子生物学和二代测序(next generation sequencing,NGS)技术的发展,美国胸科医师学会(American College of Chest Physicians,ACCP)将分子遗传特征纳入MPLC的诊断标准(表6.2)。[5-7]相较于M-M标准,ACCP标准延长mMPLC的无瘤间隔时间至4年,并且将无瘤间隔2~4年的MLC考虑为MPLC与IM的灰色地带。需要注意的是,ACCP标准将MPLC的诊断限制在不同肺叶,而M-M标准中多发病灶位于不同肺段是sMPLC的诊断标准之一。

表6.2　ACCP多原发肺癌诊断标准

同时性多原发肺癌诊断标准: (1)组织学类型不同或有不同的原位起源或分子遗传特征不同 (2)组织学类型相同但解剖位置不同(不同肺叶),且无N2、N3淋巴结转移和远处转移
异时性多原发肺癌诊断标准: (1)组织学类型不同或有不同的原位起源或分子遗传特征不同 (2)组织学类型相同但两次肺癌发现间隔≥4年且无肺外转移

2016年,国际肺癌研究协会(International Association for the Study of Lung Cancer,IASLC)采用综合组织学评估(comprehensive histologic assessment,CHA)的方法,并建议结合肿瘤影像学表现、组织亚型、细胞形态、生长方式、转移情况以及分子遗传学特征等进行综合分析,最好通过多学科会诊来诊断MPLC。[8]IASLC标准分为术前临床标准与术后病理标准两部分(表6.3),更有利于临床医师术前评估患者,根据评估结果决定患者的治疗方案。相较于前三个诊断标准,IASLC标准更全面地考虑了患者动态的影像学变化及全面的组织学情况。但是CHA对病理学的要求更高,而且该标准中的影像学信息及生物标志物模式并不能确诊MPLC,这些缺点共同阻碍了IASLC标准的临床应用。MPLC的综合组织病理评估流程图如图6.1所示。

表6.3 多原发肺癌的IACLCA诊断标准

临 床 标 准	病 理 标 准
1. 如果肿瘤明显属于不同的组织类型(如鳞癌和腺癌),则可将其视为独立的原发肿瘤 2. 如果通过比较基因组杂交确定相同的匹配断点,则肿瘤可能被认为是单一肿瘤来源 3. 支持独立的原发肿瘤的相关论据: 　(1) 不同的影像学表现或代谢吸收 　(2) 不同的生物标志物模式(驱动基因突变) 　(3) 不同的增长率(如果以前的影像可用) 　(4) 无淋巴结或全身转移 4. 支持单一肿瘤来源的相关论据: 　(1) 相同的影像学表现 　(2) 相似的生长模式(如果以前的影像可用) 　(3) 有意义的淋巴转移或全身转移 　(4) 相同的生物标志物模式(和相同的组织类型)	1. 可将其视为独立的原发肿瘤。如果 　(1) 肿瘤明显属于不同的组织类型(如鳞癌和腺癌) 　(2) 通过综合组织学评估,存在显著不同 　(3) 原位鳞癌 2. 如果通过比较基因组杂交鉴定出完全相同匹配断点,肿瘤可能被认为来自单一来源 3. 支持独立的原发肿瘤的相关论据(与临床因素一起考虑): 　(1) 不同的生物标志物模式 　(2) 无淋巴结或全身转移 4. 支持单一肿瘤来源的相关论据(与临床因素一起考虑): 　(1) 在综合组织学评估中相似的表现 　(2) 相同的生物标志物模式 　(3) 有意义的淋巴转移或全身转移

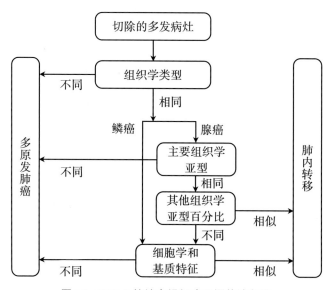

图6.1 MPLC的综合组织病理评估流程图

二、多原发肺癌的分期

在国际肺癌研究协会(IASLC)的第7版TNM分期中,MLC被认为是IM,该分期将同叶多个肺癌病灶归类为T3,同侧不同叶肺癌归类为T4,双侧肺癌归类为M1。[9]然而2016年的第8版肺癌TNM分期标准,将肺部多发结节分为4种情况,分别制订了分期标准(表6.4),并将第二原发肺癌(SPLC)和多灶性GGN严格归类于MPLC范畴。[10]对于组织病理学确诊的第二原发肺癌患者,无论是同时性还是异时性,均应根据每一个肺癌结节情况分别划定TNM分期;若术后组织病理学检查结果提示为肿瘤肺内转移,则根据结节相对于主病灶的位置,判断该结节的分期属于T3(同侧肺叶)或T4(同侧肺不同肺叶)或M1a(对侧肺)。对于CT检查表现为多灶性GGN的肺癌患者,多为腹壁型腺癌、MIA或AIS,T分期则以肿瘤的最大结节作为分期依据,随后在括号内标注GGN的个数(用"m"或"♯"表示),并综合评估各结节的N和M分期。对于肺炎型肺癌(pneumonic type lung cancer),影像学检查多表现为磨玻璃斑片影伴实变,则根据肿瘤病灶大小或肿瘤在肺部的浸润情况进行分期,T3表示肿瘤为同一侧肺叶浸润,T4表示同侧肺不同肺叶浸润,M1a表示双侧肺浸润;若肿瘤为双侧肺浸润时,T分期则以肿瘤大小或同侧浸润的最大肿瘤作为分期依据。

表6.4　根据第8版TNM分期—多原发肺癌的分期

肿瘤肺内转移	根据结节相对于主病灶的位置,判断该结节的分期属于T3(同侧肺叶)或T4(同侧肺不同肺叶)或M1a(对侧肺),N分期和M分期根据患者情况进行总体评估
第二原发肺癌	无论是同时性还是异时性,均应根据每个病灶单独评估T、N、M分期
多灶性GGN(多发磨玻璃结节)	T分期则以肿瘤的最大结节作为分期依据,随后在括号内标注GGN的个数(用"m"或"♯"表示),并综合评估各结节的N和M分期
肺炎型肺癌	病灶同叶分期为T3,病灶同肺不同叶分期为T4,病灶位于对侧肺分期为M1a(此时T按照最大病灶直径评估),N分期和M分期根据患者情况进行总体评估

三、多原发肺癌的精准手术治疗

(一) FPLC的手术治疗

ACCP 2013年的指南推荐,如果多个疑似肺癌病灶均以磨玻璃样成分为主,应首先考虑肿瘤为MPLC;如无肿瘤细胞的纵隔淋巴结转移,可在评估患者心肺功能后,尽可能地切除所有病灶,手术方案首选亚肺叶切除(证据等级为2C)。当多个病灶以实性结节或肿块为主时,且在充分评估患者纵隔和全身转移情况下,若术前检查提示为MPLC不伴肿瘤细胞的纵隔淋巴结和远处转移,或当检查结果无法证实结节是否为肺内转移,应考虑行手术切除病灶(证据等级为1B)。若在行主病灶切除术时发现存在次病灶,可在保证R0切除的情况下同时切除次病灶(证据等级为1C)。

目前对如何选择MPLC的手术方式尚无定论,病灶位置、患者心肺功能情况、术者经验是否丰富、麻醉医师水平的高低,以及术后护理方式等多方面因素均可产生影响。一项针对全球范围的调查研究发现,81%的外科医师倾向以肺叶切除术(针对主要病灶)联合肺段切除术(针对次要病灶)为主要手术方式。

针对多灶性GGN的患者,有研究结果显示,仅主病灶与患者生存期相关,而是否存在残留结节、残留结节是否进展、有无新发GGN均与患者的预后无关。因此,手术切除范围应根据结节的具体位置确定,并优先考虑切除主病灶。如多个GGN处于同一肺叶内,可行多处局限性肺楔形切除术或者肺叶切除术;如多个GGN位于同侧的不同肺叶内,应根据GGN病变程度和位置,个体化设计手术方案,对主病灶行肺叶或肺段切除术,优势部位的次要病灶可考虑行肺段或局限性肺楔形切除术;如次病灶GGN位于对侧且考虑为非典型腺瘤样增生(AAH)或AIS,可建议患者密切随访。既往研究发现,以磨玻璃成分为主的多发病灶发生经淋巴结转移和/或远处转移的概率极低,但切除后仍有复发的可能。因此,手术中需注意保留患者的肺功能,行亚肺叶切除并不影响患者的预后,是首选的手术治疗方式。

目前,关于病灶特征为实性结节的MPLC的处理已有相关共识,即在患者心肺功能允许的情况下行病灶的根治性切除。当病灶位于同叶肺内时,应行肺叶切除术;当病灶位于同侧肺不同肺叶时,在符合肿瘤学治疗原则的基础上,大病灶行肺叶切除术,小病灶行亚肺叶切除术。研究发现行肺楔形或肺段切除术并不影响患者预后,而行全肺切除术的患者预后欠佳,因此不推荐行全肺切除术。

双侧sMPLC还需要面临同期与分期手术选择的问题。既往多因肺功能的考虑而选择分期手术,但是近期来自中国的一项研究指出与分期切除相比,同期切除在降低成本、防止肿瘤进展方面具有显著优势。此外,病灶大小、淋巴结转移、TNM分期、病灶数量及病灶位置都是sMPLC较好的预后评价指标。总之,在我们术前评估患者可能患有sMPLC后,无论是同侧还是双侧sMPLC,在完整切除病灶及患者肺功能允许的情况下,我们都优先选择同期亚肺叶切除术。

如同期手术存在风险,应先切除主病灶,在患者的身体情况允许时再行对侧手术。由于双侧肺叶切除可导致患者因术后残腔增加而发生相关并发症和支气管胸膜瘘,因此,需慎行同期双侧肺叶切除术。在分期手术时,由于第一次手术造成创伤,往往需间隔6~8周的时间窗,对于患者来说,这是一种精神消耗。分期手术遵循的原则是先切除主要影响预后和分期晚的肿瘤,二期再行对侧病灶切除术。针对双侧浸润性病灶,在行双侧纵隔淋巴结清扫和标本收集时,应特别注意保护附近神经组织(如膈神经和迷走神经),以免引起双侧膈肌瘫痪或胃瘫。对于已经接受过全肺切除术的异时性MPLC患者,因其术中和术后出现呼吸衰竭的风险较高,故不建议再行手术切除。

(二) SPLC 的手术治疗

相较于sMPLC,mMPLC的研究相对较多,其中有大量的SPLC研究来自美国国家癌症研究所监测、流行病学和最终结果(SEER)数据库。SEER数据库是一个基于人群的癌症数据库,包含了大约26%的美国人口,为SPLC的研究带来了大量的样本。经过合适的患者选择,几乎所有的研究都表明手术治疗可以改善SPLC患者的预后,并且与FPLC手术效果相当。关于SPLC手术方式的选择,尚未形成一致的结论。这些研究中大部分得出肺叶切除与亚肺叶切除疗效相当的结论。然而,Baig等的研究及Yang等的研究提出解剖切除可能比楔形切除提供更好的长期生存率。还有研究表明肺叶切除术应被视为SPLC的首选治疗方法,但亚肺叶切除术仍然是肺功能受限患者的选择。此外,对于早期SPLC患者,足够数量的淋巴结评估可显著延长生存期。根据建议,对侧SPLC使用超过10个淋巴结评估,同侧SPLC至少使用4个淋巴结评估。在预后方面,年龄、性别、病灶的大小、肿瘤的分期、吸烟史以及无瘤间隔时间都是影响手术患者预后的因素。此外,针对第二原发肺腺癌,CT形态也是预后的影响因素。综上所述,因为现阶段还没有高质量的研究证据支持SPLC肺叶切除术与亚肺叶切除术的优劣,而且因为SPLC的手术效果与FPLC的手术效果相似,所以我们建议当前在参考单原发性肺癌手术治疗方式及综合评估患者肺功能的基础上选择合适的手术方式。此外,我们应根据病灶位置选择合适的淋巴结评估数量。今后有必要进行规范的、更大规模的研究,在诊断标准确定的前提下探讨SPLC最佳手术方式。

四、多原发肺癌的非手术治疗

(一)立体定向放疗

对于因严重并发症和有限的心肺储备而无法手术的MPLC患者,立体定向放疗(stereotactic body radiation therapy, SBRT)是一种安全有效的局部治疗方法。无论是sMPLC还是mMPLC,SBRT都能获得良好的局部控制和长期生存。但是mMPLC患者的生存率要优于sMPLC患者,因此局部的SBRT似乎在mMPLC中更加适用。总体上,SBRT可以实现长期生存和良好的肿瘤控制,是MPLC患者,特别是呼吸功能受限的患者安全可行的治疗方案。此外,质子束治疗同样是mMPLC患者的治疗选择,但是其昂贵的价格阻碍了临床应用。

(二)化疗、靶向治疗和免疫治疗

如果手术及SBRT手段不可行,还可以选择包括化疗、靶向治疗及免疫治疗在内的全身治疗方法。来自SEER数据库的一项研究通过单变量Cox回归和倾向性评分匹配分析证明了化疗对SPLC有显著的治疗效果。但这只是一项回顾性研究,到目前为止,还没有关于是否在MPLC患者中使用辅助化疗的随机试验。

对于医学上无法手术的MPLC患者,另一种可供选择的治疗方法是靶向治疗,特别是以EGFR为靶向的酪氨酸激酶抑制剂。Liao等报道了对吉非替尼有不同反应的sMPLC病例,他们根据主病灶的基因检测结果使用吉非替尼,但是随访过程中发现其他病灶仍继续增大。正如前面提到的,大多数MPLC的病变在组织病理学上是不同的,或者具有不同的分子特征。因此,单个病变的基因突变检测结果不能完全反映肺内所有病变的基因情况,这可能会极大地限制靶向治疗在MPLC中的应用。但是,也有文献报道了1例具有不同的*EGFR*及*RET*突变的MPLC患者的治疗经验,在奥希替尼和减量的阿来替尼联合治疗下获得临床稳定,并且耐受性良好。因此,携带不一致驱动基因突变的MPLC患者可能受益于靶向治疗药物的组合,但在做出这些治疗决定之前,有必要仔细考虑这些药物的安全性。

近年来,许多免疫检查点抑制剂已被批准用于治疗晚期肺癌。然而,免疫检查点抑制剂对MPLC患者,特别是那些不同组织学类型的患者是否有效仍是未知的。Kodama等报道了1例双侧肺癌对帕博利珠单抗表现出不同反应的病例,经病理证实为不同组织学类型的sMPLC。[11]我国报道了1例细胞程序性死亡配体1(programmed cell death ligand 1,PD-L1)抑制剂成功治疗的mMPLC的病例,但对细胞程序性死亡受体1(programmed cell death protein 1,PD-1)抑制剂耐药,提示对于MPLC可能PD-L1抑制剂比PD-1抑制剂有更好的疗效。另一方面,MPLC的多组学分析表明,由于不同病变之间基因组改变和免疫微环境的差异,单独使用PD-1/PD-L1抑制剂可能不是MPLC的最佳治疗策略。还有一项病例报告提出在初发非小细胞肺癌用免疫检查点抑制剂控制良好的情况下,应考虑对第二原发非小细胞肺癌进行手术治疗。因此,MPLC因为病灶之间的独立性给了我们更多的选择,我们可以根据每个病灶的特点选择各自最合适的治疗方案,但是同时也应注意不同治疗方案不良反应的叠加。

小　结

虽然MPLC的诊断标准不断更新,但是因为临床应用场景的不同,当前仍没有统一的诊断标准,这也给MPLC的研究及后续的治疗带来了一定的困难。尽管在区分MPLC与IM方面有很大的困难,但是在过去的几十年里还是取得了重要的进展。目前的技术进步使我们能够根据CT或PET-CT的放射学特征、组织病理学特征和分子遗传学特征来鉴别MPLC与IM。其中NGS技术的发展在MPLC的鉴别诊断中起到了关键作用。此外,多学科管理、预测模型的出现及人工智能与MPLC的结合都为MPLC与IM的鉴别诊断带来了新的希望。到目前为止,根治性手术仍然是MPLC的主要治疗方法,但最佳的手术方式仍有待标准化。对于不能手术的MPLC患者,SBRT是一种具有良好疗效和安全性的替代方案。此外,免疫治疗和靶向治疗是新出现的治疗方法,经过合适的患者选择也可以应用于MPLC。未来的研究应致力于标准化MPLC的诊断及手术治疗方式,探讨MPLC与IM分子遗传学鉴别诊断的精准模式。

（李昆、李重武）

参考文献

［1］ Martini N, Melamed M R. Multiple primary lung cancers[J]. J. Thorac. Cardiovasc. Surg., 1975, 70 (4): 606-612.

［2］ van Bodegom P C, Wagenaar S S, Corrin B, et al. Second primary lung cancer: importance of long term follow up[J]. Thorax, 1989, 44(10):788-793.

［3］ Mansuet-Lupo A, Barritault M, Alifano M, et al. Proposal for a combined histomolecular algorithm to distinguish multiple primary adenocarcinomas from intrapulmonary metastasis in patients with multiple lung tumors[J]. J. Thorac. Oncol., 2019, 14(5):844-856.

［4］ Antakli T, Schaefer R F, Rutherford J E, et al. Second primary lung cancer[J]. Ann. Thorac. Surg., 1995, 59(4):863-866.

[5] Detterbeck F C, Jones D R, Kernstine K H, et al. Lung cancer. special treatment issues [J]. Chest, 2003, 123(1 Suppl):244s-258s.

[6] Shen K R, Meyers B F, Larner J M, et al. Special treatment issues in lung cancer: ACCP evidence-based clinical practice guidelines (2nd edition)[J]. Chest, 2007,132(3 Suppl):290s-305s.

[7] Kozower B D, Larner J M,Detterbeck F C,et al. Special treatment issues in non-small cell lung cancer: diagnosis and management of lung cancer, 3rd ed: American College of Chest Physicians evidence-based clinical practice guidelines[J]. Chest, 2013,143(5 Suppl): e369S-e399S.

[8] Detterbeck F C, Franklin W A,Nicholson A G, et al. The IASLC lung cancer staging project: background data and proposed criteria to distinguish separate primary lung cancers from metastatic foci in patients with two lung tumors in the forthcoming eighth edition of the TNM classification for lung cancer [J]. J. Thorac. Oncol., 2016,11(5): 651-665.

[9] Groome P A,Bolejack V,Crowley J J, et al. The IASLC Lung Cancer Staging Project: validation of the proposals for revision of the T, N, and M descriptors and consequent stage groupings in the forthcoming (seventh) edition of the TNM classification of malignant tumours[J]. J. Thorac. Oncol., 2007, 2(8): 694-705.

[10] Detterbeck F C, Nicholson A G, Franklin W A, et al. The IASLC Lung Cancer Staging Project: summary of proposals for revisions of the classification of lung cancers with multiple pulmonary sites of involvement in the forthcoming eighth edition of the TNM classification[J]. J. Thorac. Oncol., 2016,11 (5): 639-650.

[11] Kodama H,Ibe T,Inoue R, et al. Bilateral lung cancer showing various responses to immune checkpoint inhibitors: a case report[J].Cancer Rep. (Hoboken), 2020,3(5): e1272.

第七章　肺部磨玻璃结节消融的精准治疗进展

肺部磨玻璃结节(ground-glass nodule,GGN)是指高分辨率CT表现为肺内边界清楚或不清楚的直径(或最大径)≤30 mm的圆形或类圆形密度增高阴影,但病变密度不足以掩盖其中走行的血管、支气管、小叶间隔等结构,可为单发或多发,不伴有肺不张、肺门及纵隔淋巴结肿大和胸腔积液。

持续存在的GGN大多数为腺癌或前驱腺体病变,但呈惰性生长或长期不生长,有条件的随访是十分安全的。GGN必须采取个体化诊治策略,在充分考虑浸润程度、动态变化、治疗疗效与并发症、患者身体状况及心态等因素后做出治疗决策。不同于其他类型肺癌的尽早治疗策略,GGN型肺癌治疗时间窗很宽,必须在充分考虑治疗利弊后确定治疗时机。外科手术是主要根治手段,鉴于绝大多数GGN型肺癌属于无转移的局部病变,对不宜或不愿外科手术者可考虑采用介入消融治疗。[1]

一、GGN的随访策略

持续存在的GGN多数为腺癌或前驱腺体病变,根据影像特点是无法排除恶性病变的。因此,高分辨率CT发现GGN后如果3个月随访无缩小或消失就需要进行长期随访,直至可排除恶性。GGN生长缓慢或长期无改变,故随访期限一般至少5年。随访时间间隔应根据恶性风险及可能的浸润程度、患者的具体情况而定。目前在国内外有许多相关的指南、共识,但由于各指南、共识制定者的专业背景、地域以及针对人群的不同,推荐的GGN随访策略差异较大。其中几个主要指南、共识的随访策略归纳见表7.1。指南及共识的策略差异导致了临床医生的困扰,但在临床工作中这些指南、共识只能提供参考,在对GGN的具体处理上应针对不同患者、病灶制定个体化的随访策略。

我们结合长期的临床经验,提出以下几点供参考:

(1) GGN初次发现后均应3个月随访,大多数良性GGN会缩小或消失。

(2) 首次随访无变化者应根据影像特征评估恶性风险及可能的病理类型,可疑AAH者可年度或2年后随访,可疑AIS者可6~12个月后随访,可疑MIA者3~6个月后随访,可疑IAC者3个月后随访或考虑活检、治疗。

(3) 后续随访时间间隔根据前一次随访评估的病理类型确定,在动态随访中如出现结节增大、实性成分增加或新出现恶性征象应缩短随访间隔或进行活检、治疗,如病灶持续稳定,可适当延长随访间隔时间。

（4）必须结合患者身体状况及心态等因素来确定GGN的随访策略。对于预计生存期有限的高龄、合并严重慢性疾病患者，随访不宜过于积极，甚至可长期不随访；对于心态十分焦虑的患者，随访应相对积极。

表7.1　国内外主要指南、共识对磨玻璃结节随访及处理的建议总结

指南或共识	适用人群	随访建议	其他建议
ACCP[2]	偶发	pGGN：≤5 mm无随访建议 >5 mm至少进行年度随访3年 mGGN：≤8 mm在3、12、24个月时复查，稳定后转为年度随访1~3年；>8~15 mm 3个月时复查	pGGN：随访中出现实性成分或结节增大，需行非手术活检或手术切除 mGGN：≤8 mm随访中出现结节增长，考虑直接手术切除；8~15 mm若持续存在考虑PET-CT或活检或手术切除；首次发现即>15 mm直接PET-CT、活检或手术
NCCN肺癌筛查指南[3]	筛查	pGGN：<20 mm年度复查；≥20 mm 6个月复查LDCT mGGN：<6 mm年度复查；≥6 mm且SC<6 mm则6个月复查，随后年度复查；≥6 mm且SC 6~8 mm则3个月复查，稳定后6个月复查，继而年度复查	pGGN：随访中增大>1.5 mm则6个月随访，其中结节>20 mm者还可考虑活检或手术切除 mGGN：首次发现时SC已>8 mm行增强CT或PET-CT 随访中SC增长1.5~4 mm则3个月复查，如SC增长>4 mm予行增强CT或PET-CT，考虑恶性则活检或手术
Fleischner学会[4]	偶发	偶发pGGN：<6 mm可不随访；≥6 mm则6~12个月复查CT，若持续存在则5年内每2年复查 mGGN：<6 mm可不随访；≥6 mm且SC<6 mm则3~6个月复查CT，若持续存在且稳定则5年内年度随访	pGGN：对可疑的<6 mm结节也可在第2、4年随访；随访中出现实性成分或结节增大，考虑手术 mGGN：随访中结节持续存在且SC≥6 mm需高度怀疑恶性
肺结节诊治中国专家共识[1]	筛查	pGGN：≤5 mm 6个月复查，稳定年度复查；>5 mm 3个月复查，稳定则年度复查 mGGN：≤8 mm 3、6、12、24个月时随访，稳定转为年度复查；>8 mm 3个月复查	pGGN：随访中直径>10 mm予活检或手术切除 mGGN：随访中出现结节增大或实性成分增多，考虑手术切除

注：ACCP：美国胸科医师学会；NCCN：美国国立综合癌症网络；pGGN：纯磨玻璃结节；mGGN：混合磨玻璃结节；SC：实性部分大小；PET-CT：正电子发射断层成像-计算机断层扫描；LDCT：低剂量CT。

二、GGN的外科手术治疗

外科手术切除是拟诊恶性GGN的主要治疗方法。《上海市肺科医院磨玻璃结节早期肺腺癌的诊疗共识》(第一版)中对可疑AIS、MIA及IAC的GGN的手术指征做了较为详细的说明,但病理类型仅通过影像特征分析得出,存在不准确的可能性。[5]目前相对比较一致的观点是当多学科会诊后高度怀疑IAC病变时,应手术干预。对于影像特征怀疑为AIS或MIA时,需要根据病变部位、随访时间长短、发展为浸润病变的概率等因素综合考虑。GGN型肺癌是一种惰性的肿瘤,有条件随访十分安全,治疗窗口期很长。因此,对前驱腺体病变不应过早积极手术干预,以避免过度治疗。另外,是否考虑手术治疗必须结合病灶部位、结节数量、患者的预计生存期及心态等,对于非优势部位、双侧多发、高龄或有严重基础疾病者手术宜消极,反之则可积极考虑手术治疗,当患者对GGN十分焦虑时手术指征也可适当放宽。

随着临床研究的深入,临床医生对GGN的切除范围有了更准确的认识。基于1995年的一项随机对照研究(RCT),肺叶切除被认为是早期肺癌的标准术式。然而对于肺结节病灶,尤其是近几年来备受关注的GGN型肺癌,最佳的切除范围还存在争议。切除范围的选择,需要综合考虑病灶影像特征及部位、患者年龄及心肺功能等因素。日本的Ⅱ期临床研究JCOG0804/WJOG4507显示,对最大径≤2 cm,CTR≤0.25的GGN型肺癌进行足够切缘的亚肺叶切除,5年无复发生存率达99.7%。[6]NCCN指南已推荐亚肺叶切除可用于最大径≤2 cm,CTR<0.5的外周GGN(2类)。而对于CTR>0.5的病灶,其术式的选择仍存在争议。参考NCCN指南的建议,对于CTR>0.5的mGGN,在患者可耐受的情况下仍优先考虑肺叶切除。但近年来国内外开展了一些研究,试图探索这部分患者的最佳术式,也提出了新的观点。国内有临床研究报道,CTR>0.5的mGGN行肺段切除与肺叶切除的5年无复发生存时间相仿。另有两项针对直径≤2 cm mGGN的RCT正在进行(日本的JCOG0802[7]和美国的CALGB140503[8]),从JCOG0802已报告的部分研究结果来看,对于最大径≤2 cm,CTR>0.5的mGGN,肺段切除无论是总生存率还是肺功能保留方面都优于肺叶切除,但还需待其最终研究报道。尽管如此,目前支持亚肺叶切除用于CTR>0.5的mGGN的证据尚不足,有待进一步研究。除了病灶大小、CTR外,术中冰冻病理可以辅助GGO病灶的术式选择。有一项纳入803例Ⅰ期肺腺癌患者的研究发现,术中冰冻病理判断AIS、MIA、IAC的准确率可达96%。对于术中病理为AIS、MIA的GGN行亚肺叶切除,5年无复发生存率达100%。为达到术中创伤最小化及术后生存期最大化的目的,外科学者也在不断探索GGN型肺癌术中淋巴结的处理方式。多项研究结果提示GGN的淋巴结转移率很低,pGGN的淋巴结转移率为0,CTR<0.5的mGGN其淋巴结转移率为0%~6.9%。Moon等的研究提示肿瘤大小和CTR是淋巴结转移的独立预测因素。一项纳入129例CTR<0.5的GGN患者的回顾性研究发现,无论是否进行淋巴清扫、采样,患者的5年无复发生存率无差异。还有类似的研究也提示,对于CTR<0.5的GGN,淋巴结清扫与否并未影响患者的预后。根据2021年NCCN指南的建议,对于最大径<2 cm,CTR<0.5的外周GGN,技术允许情况下需

进行N1、N2淋巴结采样。而对直径>2 cm或CTR>0.5的GGN,目前更为推荐系统性淋巴结清扫。此外,术中冰冻病理也是淋巴结处理方式的重要参考指标。有研究结果提示,对于术中冰冻病理为AIS及MIA未进行淋巴结清扫,其5年无复发生存率可达100%。考虑到AIS及MIA不发生淋巴结转移,《上海市肺科医院磨玻璃结节早期肺腺癌的诊疗共识》(第一版)指出,对于影像拟诊AIS或术中冰冻初步诊断为MIA,不需要进行淋巴结清扫或采样[5]。基于目前的研究结果,我们认为在进行术式选择时不能一概而论,要充分考虑GGN的大小、形态、位置、CTR等因素,参考术中冰冻病理结果,选择可根治、创伤小、尽量保留肺功能的术式。

三、GGN的消融治疗

肺癌的经皮介入治疗技术主要包括热消融如射频消融术(radiofrequency ablation,RFA)、微波消融(microwave ablation,MWA)、冷冻消融如氩氦刀冷冻消融(argon-helium cryoablation,AHC)以及放射性粒子植入等,目前临床常用于早期肺癌的消融技术是经皮RFA、MWA、AHC等。

RFA是目前治疗实体瘤最为广泛的消融技术,也是应用于肺部肿瘤最早、经验最丰富的消融治疗手段。消融体积主要取决于局部射频产生的热传导与血液及细胞外液间的热对流,但其热沉效应明显,易受组织特性影响。在肺部,RFA主要适用于小到中等大的肺癌。近年来,RFA用于治疗不能耐受或拒绝手术的Ⅰ期肺癌的报道越来越多,结果提示其无复发生存或总生存与手术或SBRT相当。研究还显示RFA治疗早期肺癌的5年无进展生存率为40%~74%,而肿瘤大小是其预后的重要影响因素,<3 cm的肿瘤预后更佳。2013年美国胸科医师学会(ACCP)推荐RFA用于<3 cm且不适合手术的外周型Ⅰ期非小细胞肺癌。[2]GGN能否通过消融治疗达到根治?要回答这个问题需要明确以下两点:GGN型肺癌是否存在转移、能否当作局部疾病进行治疗? 消融技术介入治疗GGN病灶能否达到根治?

有关GGN型肺癌的转移问题关键要看是否存在淋巴结转移,相关的研究数据报道较多。Zha等的一项纳入867例GGN型肺癌的研究显示,pGGN、CTR<0.5 mGGN、CTR 0.5~0.79 mGGN的淋巴结转移率分别为0%、6.9%、9.1%。[9]而在Ye等的研究中,淋巴结转移率pGGN为0%,mGGN为2.2%,均远低于实性结节的27%。[10]一项回顾性研究纳入了581例GGN型肺癌,其中145例CTR≤0.5、最大径≤3 cm的GGN均未见淋巴结转移,而且该研究中27例0.5<CTR<1.0、最大径≤1 cm的GGN型肺癌也未见淋巴结转移。综合大量的研究数据可发现,pGGN均未见淋巴结转移,CTR≤0.5或最大径<1 cm的mGGN淋巴结转移率极低,而CTR>0.5或最大径>1 cm的mGGN淋巴结转移率也明显低于实性结节。从病理角度,AIS和MIA阶段没有淋巴结转移,即便是IAC,如果CTR≤0.5也极少有淋巴结转移。另外,GGN型肺癌未见远处转移的报道,不少专家提出GGN型肺癌无须行头颅磁共振成像(MRI)、骨扫描、支气管镜等检查评估。综上,绝大多数GGN型肺癌属于无转移的、可经局部治疗治愈的局部病变,提示局部消融治疗有根治该类疾病的可能性。

那么,消融治疗GGN病灶能否达到根治呢? 消融治疗在早期肺癌中的成功应用,也促进了它在这一特殊类型早期肺癌中的探索。GGN型肺癌属于3 cm以内早期肺癌或原位癌，理论上看可根治实性早期肺癌的消融技术也完全有可能根治GGN型肺癌。尽管目前消融技术根治GGN的报道并不多，但均取得了令人满意的结果。Kodama等的回顾性研究发现，接受RFA治疗的42例GGN型肺癌患者中位随访时间为42个月，5年总生存率和肿瘤特异性生存率分别为96.4%和100%。[11]Iguchi等纳入16例GGN型肺癌患者进行RFA治疗，中位随访时间为61.5个月，3年的病灶控制率达92.3%，且未发现严重并发症。[12]我国的一项回顾性研究也观察到了RFA治疗GGN型肺癌的近期疗效，半年的病灶控制率为100%。2018年一项回顾性多中心研究纳入了51例接受MWA治疗的GGN型肺腺癌患者，技术成功率100%，3年无局部进展生存率为98%，3年肿瘤特异性生存率为96%，并发症均在可控范围。2020年也有一项回顾性研究报道了MWA在多发GGN中的应用，技术成功率为100%，中位随访18个月未发现肿瘤复发，但该研究随访时间较短。2015年Kim等报道了1例AHC治疗5 mm pGGN的成功病例。2019年有一项小样本回顾性研究纳入14例接受AHC治疗的GGN型肺癌，结果显示随访2年未见复发且无严重并发症。[13]

作为外科手术的有力补充，消融技术介入根治的临床应用适应证有哪些？目前尚未发布针对GGN介入根治的临床指南，仅有国内2021年发布的专家共识——《热消融治疗肺部亚实性结节专家共识（2021年版）》。[14]该共识提出的GGN消融治疗适应证可供临床应用时参考，包括：① 病理证实为AAH、AIS、MIA、IAC（排除远处转移）的周围型GGN，且存在因心肺功能差或高龄等因素无法耐受手术者，术后出现新病灶无法耐受再次手术者，拒绝手术者，多发GGN（主病灶手术、次病灶消融的杂交手术）、重度焦虑经药物无法缓解者等；② 拒绝活检及手术的患者如有影像学恶性征象或极度焦虑，在多学科会诊的基础上与患者共同决策确定是否"可不取病理直接消融或消融与活检同步进行"。总之，鉴于目前尚缺乏高级别循证医学证据及权威指南的推荐，消融治疗应严格掌握适应证，只针对不能耐受或不愿意外科手术的患者，作为外科手术的补充。

因此笔者所在团队提出以下建议：

（1）GGN的非手术活检，虽不能准确判断肿瘤的浸润程度，但一般不会影响适应证的选择。

（2）无病理确诊的GGN消融治疗适应证包括：① 拒绝活检及手术者；② 非手术活检难以取到合格标本或引发大出血者（如1 cm以内的pGGN、中间有大血管的GGN等）。

（3）选择消融治疗时必须先评估病灶所在位置对消融疗效的影响，为确保根治，病灶必须位于治疗针易于到达且周围无心脏、大血管的部位。

（4）不能耐受手术主要包括高龄或有严重并存病、多发结节、近肺门区结节等，注意不宜手术是相对的，外科、内科、介入科医生的看法可能存在较大的差异；不愿意手术必须已经充分说明后患者及家属仍签字拒绝手术为准。

（5）对病理未确诊的GGN，考虑到pGGN活检的病理结果准确性较差且活检后出血较明显，宜不取病理直接消融；消融同步活检主要应用于病理未确诊的mGGN，活检可在消融前、消融中或消融后进行。对血管丰富的病灶，建议采用热消融如微波或射频，且消融中进行活检为佳，有助于减少活检后出血且不影响活检的病理结果；不建议在消融后活检，因有学者提出热消融造成的组织碳化可能会影响活检的病理检查结果。消融后活检主要应用于冷冻消融,因冷冻不会影响活检标本的病理结果。

与外科手术一样,确定消融治疗的时机需要充分考虑GGN生长规律及侵袭性。GGN型肺癌呈惰性生长,治疗时间窗很宽,为避免过度治疗,必须是经过一段时间的随访后高度怀疑为浸润性病变或随访中病灶增大或实性成分增多时才考虑消融介入根治。另外,对十分焦虑的患者在考虑消融治疗时可积极些,对预计生存期有限的高龄或有严重并存病患者,必须在充分衡量得失后确定是否消融。消融介入治疗能否达到根治,也与操作者的操作技术及临床经验密切相关。建议MWA、RFA采取低功率、较长时间的治疗策略,确保消融后磨玻璃影大于病灶10 mm以上;氩氦刀冷冻治疗尽量采用多针适型,分2~3个循环,冷冻总时间不短于30 min,确保冷冻消融治疗中病灶位于−40℃范围内。

相较于外科手术,经皮消融介入根治GGN具有操作快速、创伤小、安全性高、费用低,对肺组织损伤轻、可多次操作,对无病理诊断者可同步活检等优点。但也存在对操作技术要求高、消融治疗参数个体差异大、质量控制要求高、较难同质化、不能百分之百确保根治等缺点。目前经皮消融根治GGN是可行的,临床主要用于不宜或不愿手术的GGN(已确诊早期肺腺癌或病理未确诊但高危者)。鉴于pGGN及绝大多数mGGN属于没有转移的局部疾病,未来经皮消融治疗有望成为这类患者除了外科手术以外的主要治疗手段,根据病灶特点、病灶部位及患者情况等个体化选择治疗方法。

此外,气道内超声及电磁、虚拟导航技术的快速发展使经支气管消融治疗GGN成为可能。近年来,导航技术及超声引导下插入RFA、MWA软性探头消融治疗恶性肺结节已在不断探索中,带有水微循环的经支气管镜软性消融探头也已研发成功,拓展了消融治疗范围。目前为数不多的单中心小样本的研究也初步证实了支气管镜下消融疗效确切。但该技术仍存在许多问题:

(1)消融探头难以经病灶中间到达病灶远端,消融范围难以确保超过病灶边缘10 mm。

(2)探头只能经支气管到达病灶,只能应用于消融探头能够到达的与支气管相通的病灶;支气管镜下经肺实质结节抵达术(BTPNA)可使消融电极不经支气管到达病灶部位,但该技术存在操作难度大、创伤较大、费用高、费时长等缺点。

(3)消融治疗功率不稳定,且没有标准的消融治疗参数可供参考,影响了消融效果及该技术的普及。

(4)设备昂贵、消融探头没有取得管理部门批准,目前只能在临床科研中应用。总之,作为肺结节消融治疗的新技术,经支气管消融技术目前可探索性地应用于治疗肺功能差、经皮穿刺气胸或出血风险大的恶性GGN或实性结节。随着治疗探头更加精细、输出功率更加稳定以及BTPNA的改进、应用经验的累积,该技术将逐渐成熟,有望扩大适应证及提高根治的可能性。

(李昆、佘云浪)

参考文献

[1]　中国肺癌防治联盟,中华医学会呼吸病学分会肺癌学组,中国医师协会呼吸医师分会肺癌工作委员会,肺癌筛查与管理中国专家共识[J].国际呼吸杂志,2019,39(21):1604-1615.

[2]　Gould M K, Donington J, Lynch W R, et al. Evaluation of individuals with pulmonary nodules: when

is it lung cancer? Diagnosis and management of lung cancer, 3rd ed: American College of Chest Physicians evidence-based clinical practice guidelines[J].Chest, 2013, 143(5 Suppl):e93S-e120S.

[3] Wood D E, Kazerooni E A, Aberle D, et al. NCCN Guidelines® insights: lung cancer screening, version 1.2022[J].J. Natl. Compr. Canc. Netw., 2022, 20(7):754-764.

[4] Macmahon H, Naidich D P, Goo J M, et al. Guidelines for management of incidental pulmonary nodules detected on ct images: from the fleischner society 2017[J]. Radiology, 2017, 284(1):228-243.

[5] 姜格宁,陈昶,朱余明,等.上海市肺科医院磨玻璃结节早期肺腺癌的诊疗共识(第一版)[J].中国肺癌杂志, 2018, 21(3):147-159.

[6] Suzuki K, Watanabe S I, Wakabayashi M, et al. A single-arm study of sublobar resection for ground-glass opacity dominant peripheral lung cancer[J]. J. Thorac. Cardiovasc. Surg., 2022, 163(1): 289-301.

[7] Saji H, Okada M, Tsuboi M, et al. Segmentectomy versus lobectomy in small-sized peripheral non-small-cell lung cancer (JCOG0802/WJOG4607L): a multicentre, open-label, phase 3, randomised, controlled, non-inferiority trial[J]. The Lancet, 2022, 399(10335):1607-1617.

[8] Altorki N, Wang X, Kozono D, et al. Lobar or sublobar resection for peripheral stage ia non-small-cell lung cancer[J]. N. Engl. J. Med., 2023, 388(6): 489-498.

[9] Zha J, Xie D, Xie H, et al. Recognition of "aggressive" behavior in "indolent" ground glass opacity and mixed density lesions[J]. J. Thorac. Dis., 2016, 8(7): 1460-1468.

[10] Ye T, Deng L, Wang S, et al. Lung adenocarcinomas manifesting as radiological part-solid nodules define a special clinical subtype[J]. J. Thorac. Oncol., 2019, 14(4):617-627.

[11] Kodama H, Yamakado K, Hasegawa T, et al. Radiofrequency ablation for ground-glass opacity-dominant lung adenocarcinoma[J]. J. Vasc. Interv. Radiol., 2014, 25(3):333-339.

[12] Iguchi T, Hiraki T, Gobara H, et al. Percutaneous radiofrequency ablation of lung cancer presenting as ground-glass opacity[J]. Cardiovasc. Intervent. Radiol., 2015, 38(2): 409-415.

[13] Liu S, Zhu X, Qin Z, et al. Computed tomography-guided percutaneous cryoablation for lung ground-glass opacity: a pilot study[J]. J. Cancer Res. Ther., 2019, 15(2): 370-374.

[14] 叶欣,范卫君,王忠敏,等.热消融治疗肺部亚实性结节专家共识(2021年版)[J].中国肺癌杂志, 2021, 24(5):305-322.

第八章　囊腔型原发性肺癌的精准诊疗进展

囊腔型肺癌是肺癌中的一种特殊类型,通常是以薄壁为主要表现的孤立性囊性病灶(极少数多发),囊壁不伴壁结节,发病率较低,为2％～16％。[1,2]不同于一般肺癌的是,囊腔型肺癌CT征象不典型,并且此类疾病率低,导致临床医师对该病的认识不足,极易误诊和漏诊。

一、临床表现及流行病学

临床症状缺乏特异性,部分患者无症状,体检时偶然发现可疑肺部结节;其他患者可有呼吸系统症状,为咳嗽、胸痛、咳痰,部分患者可见痰中带血。该类疾病发病率较低,多见于中老年,男性多于女性,有研究表明:超过90％的囊腔型肺癌患者具有吸烟史。[3]

二、囊腔型肺癌的影像学诊断分型

囊腔型肺癌的病灶影像学形态多呈类圆形或圆形,这可能是肿瘤细胞向各方向生长机会均等所致;除周围型肺癌的典型征象,如分叶征、毛刺征、胸膜凹陷征外,还可见肺瘤边界光整、多囊、囊腔规则,囊壁较薄,腔内有血管形成等表现(图8.1和图8.2)。目前临床上较为常用的囊腔型肺癌的影像学分型为以下两种:

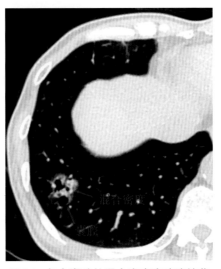

图8.1　包含囊腔的混合密度磨玻璃结节

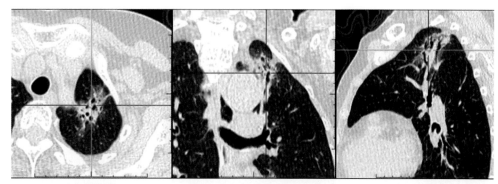

（a）横断位　　　　　　　　（b）冠状位　　　　　　　　（c）矢状位

图8.2　囊腔样混合密度磨玻璃结节病例1，病灶的横断位、冠状位以及矢状位

（一）Mario分型[4]

Mario分型分为4型，Ⅰ型包括具有外生结节成分的囊性病变；Ⅱ型包括具有内生结节成分的囊性病变；Ⅲ型包括沿壁增厚的囊性病变；Ⅳ型包括在囊性空腔内混合有软组织的病变（图8.3和图8.4）。

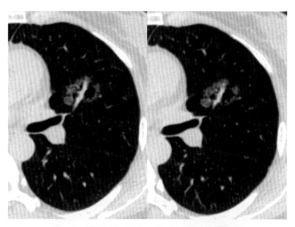

图8.3　囊腔型磨玻璃结节（MarioⅣ型）

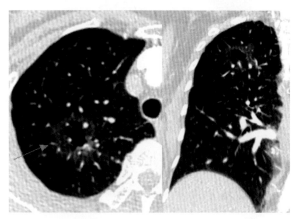

图8.4　典型的囊腔型肺癌示例（MarioⅢ型）

（二）上海市肺科医院改良分型[5]

上海市肺科医院分型分成4型(图8.5)，Ⅰ型：囊壁厚度＜2 mm；Ⅱ型：囊壁厚度≥2 mm；Ⅲ型：囊壁有结节成分；Ⅳ型：为实性或非实性结节包含在成团簇状的囊性空腔中的混合型。上海市肺科医院团队通过回顾性队列分析，对10835位患者的CT片子进行回溯，最后确认了123例患者为囊腔型肺癌，其中Ⅲ型患者为主，占35.0%；其次为Ⅱ型，占到27.6%；Ⅰ型和Ⅳ型患者占比相当。团队利用倾向性匹配分析的方法，分析出囊腔型肺癌患者比非囊腔型肺癌患者有更好的生存优势，而统计学差异并不显著($P=0.099$)。此外，团队进一步对4种改良分型的患者预后进行比较，发现Ⅰ型患者具有比其他类型囊腔型肺癌患者更好的预后，而在这4个分型中，Ⅲ型的预后是最差的。

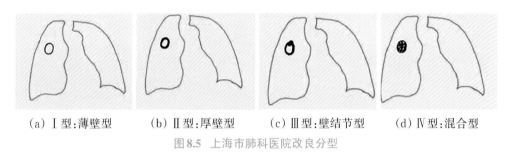

(a) Ⅰ型：薄壁型　　(b) Ⅱ型：厚壁型　　(c) Ⅲ型：壁结节型　　(d) Ⅳ型：混合型

图8.5　上海市肺科医院改良分型

三、发病机制

支气管内的肿瘤未完全阻塞管腔，形成活瓣，使气体容易进入肺泡腔，而不易呼出，最终形成含气的囊腔。有研究认为，当囊腔内压力进一步增加，可使肺泡破裂、融合，影像学表现为囊腔内有气管血管束穿行。囊腔发展过程中可体积缩小，甚至消失，形成实性密度影。[6]有文献报道患有慢性阻塞性肺疾病和肺气肿者患囊腔型肺癌的风险更高，肺气肿是肺癌的一个独立危险因素，它可使患肺癌的可能性增加4~5倍，并且可能是恶性肿瘤发展的一个促进因素。[7,8]Fintelmann等的研究结果也显示，囊腔型肺癌的发生与长期抽烟和肺气肿有关。这一发现的假设解释是：大量吸烟会导致肺组织发生肺气肿性改变，其特征是周围组织的强度下降，同时在肺气肿患者中，含气囊腔可能会干扰通气和肺组织的自我清理，从而导致致癌物沉积。[9]

四、病理及分子特征

（一）病理特征

几乎所有的研究都表明，囊腔型肺癌最常见的病理类型是腺癌，因此也被称作囊腔型腺癌。在上海市肺科医院的改良分型中,4种分型最常见的病理类型均为鳞屑型/肺泡型/乳头状肺腺癌。而在改良Ⅰ型中,其次常见的为原位腺癌或微浸润腺癌;改良Ⅱ型和Ⅲ型中,其次常见的为微乳头腺癌/实性生长/黏液腺癌;在改良Ⅳ型中,原位腺癌或微浸润腺癌的比例与微乳头腺癌/实性生长/黏液腺癌相当。[5]

(二)分子特征

EGFR作为亚洲人群肺癌中最常见的突变类型,也是囊腔型肺癌中最常见的突变基因;而Fintelmann等报道大部分患者为 *KRAS* 突变(53.8%, $n=14$),仅1例(3.8%)有 *EGFR* 突变,但Fintelmann的研究对象是非亚洲人群,突变的差异可能是由于不同人种之间的基因型差异所导致,因为西方人群最多见的基因突变是 *KRAS*,同时 *KRAS* 突变已被证明参与了最初的肿瘤发生过程,经常在早期肺腺癌中检测到。[9]

五、鉴别诊断

(一)空洞性肺结核

该疾病好发于双肺上叶尖后段和下叶背段,临床症状常有咳嗽、咳痰、咯血,典型患者可有潮热及午后盗汗等,肺结核空洞内壁多较光滑平整,壁薄均匀,病灶内无壁结节、无分隔,增强扫描无明显强化,病变周围可见长毛刺征,同时可见纤维化、钙化以及卫星病灶等多种病变,经抗结核治疗后病灶可变小甚至消失。

(二)肺囊肿

多见于青少年,大多数是多发囊肿,少部分是单发囊肿,肺囊肿的囊壁厚薄均匀,没有壁结节,CT增强扫描不强化。

(三)肺大疱

无壁或壁非薄,张力较囊腔型肺癌大,病变内无壁结节,也无分隔,长期随诊无变化,CT增强扫描不强化。

(四)肺真菌病

CT表现为孤立的球形病灶位于薄壁空洞或空腔内,增强扫描不强化,球形病灶与洞壁或腔壁之间可见空气半月征。

(五)厚壁空洞性肺癌

CT表现为实性结节或肿块内见含气囊腔,囊壁厚>4 mm,且内壁不规则,多为鳞癌,病理基础是肿瘤组织内部坏死,由支气管排出形成空洞。

（六）肺脓肿

CT通常表现为有大片边缘模糊的渗出和实变,一般洞壁较厚,洞内可见气-液平面,空洞周围有明显渗出性病变,经一定时间的抗感染治疗后空洞可逐渐缩小。

六、分期与治疗

（一）囊腔型肺癌的T分期

目前关于囊腔型肺癌的T分期暂无统一标准,Mascalchi等认为囊腔型肺癌的T分期应参考CT上整个病灶的大小,包括囊性成分与实性或非实性成分来定义T参数[4];而Snoeckx等和Sheard等认为加上囊性成分可能会高估其分期,因为病灶中的部分含有空气,建议以病变中非囊性成分的大小定义T参数,不包括含气囊性成分,考虑真正的肿瘤部分而不考虑整个病变[10-11];因对囊腔型肺癌T分期尚无统一的标准及指南,因此这个领域需要进一步的研究。

（二）治疗

肺癌TNM分期依然适用于囊腔型肺癌。术前经过CT检查,考虑为早期肺癌,在排除手术禁忌证的情况下优先推荐患者进行手术治疗。手术切除范围可根据肿瘤的具体情况进行选择,术中仍需进行淋巴结清扫。患者术前检查考虑为局部晚期,如EBUS活检示N2转移,可先进行术前的新辅助治疗,治疗方案可根据肿瘤具体的分子特征进行选择,如不含驱动基因突变的患者,可尝试免疫联合化疗进行新辅助治疗。治疗完,进行手术治疗。晚期患者或拒绝手术、不适合手术的患者可进行系统性治疗,如化疗、免疫治疗、靶向治疗。近日有研究报道,立体定向放疗联合免疫治疗的患者,其4年无病生存率达到77%,这为早期无法手术或拒绝手术的肺癌患者提供了新的治疗策略。

小　结

总之,囊腔型肺癌属于一种基于形态学特征的特定类型肺癌,其发生率较低,临床表现与其他肺癌并无区别。该疾病最常见的病理类型是腺癌,目前止回阀机制得到了大多数学者的认可。囊腔型肺癌既有普通肺癌的典型征象,又有其独特的影像特征,因此需要提高对此类肺癌的早期诊断,防止漏诊和误诊。而关于囊腔型肺癌的预后以及T分期报道较少,因此对囊腔型肺癌进行更多的研究是必要的。

（吴磊磊、秦西淳）

参考文献

[1] Austin J H, Yip R, D'Souza B M, et al. Small-cell carcinoma of the lung detected by CT screening: stage distribution and curability[J]. Lung Cancer,2012, 76:339-343.

[2] Yamada S, Noguchi H, Nabeshima A, et al. Basaloid carcinoma of the lung associated with central cavitation: a unique surgical case focusing on cytological and immunohistochemical findings[J]. Diagnostic pathology,2012, 7:175.

[3] Shen Y, Xu X, Zhang Y,et al. Lung cancers associated with cystic airspaces: CT features and pathologic correlation[J]. Lung Cancer, 2019, 135:110-115.

[4] Mascalchi M. Lung cancer associated with cystic airspaces in the screening perspective[J]. Ann. Surg. Oncol., 2020, 27:960-961.

[5] Shen Y, Zhang Y, Guo Y,et al. Prognosis of lung cancer associated with cystic airspaces: a propensity score matching analysis[J]. Lung Cancer, 2021, 159:111-116.

[6] Tang X, Liu G, Tan X,et al.Solitary multicystic lesion lung cancer: two case reports and review of the literature[J]. BMC Pulmonary Medicine, 2021,21:68.

[7] Farooqi A O, Cham M, Zhang L, et al. Lung cancer associated with cystic airspaces[J]. AJR: American Journal of Roentgenology, 2012, 199: 781-786.

[8] de Torres J P, Bastarrika G, Wisnivesky J P, et al. Assessing the relationship between lung cancer risk and emphysema detected on low-dose CT of the chest[J]. Chest, 2007, 132:1932-1938.

[9] Fintelmann F J, Brinkmann J K, Jeck W R, et al. Lung cancers associated with cystic airspaces: natural history, pathologic correlation, and mutational analysis[J]. Journal of Thoracic Imaging, 2017, 32: 176-188.

[10] Snoeckx A, Reyntiens P, Carp L, et al. Diagnostic and clinical features of lung cancer associated with cystic airspaces[J]. J. Thorac. Dis.,2019, 11:987-1004.

[11] Sheard S, Moser J, Sayer C, et al. Lung cancers associated with cystic airspaces: underrecognized features of early disease[J]. Radiographics, 2018, 38:704-717.

[12] Chang J Y, Lin S H, Dong W,et al. Stereotactic ablative radiotherapy with or without immunotherapy for early-stage or isolated lung parenchymal recurrent node-negative non-small-cell lung cancer: an open-label, randomised, phase 2 trial[J]. The Lancet, 2023,402(10405):871-881.

第九章 无驱动基因突变的NSCLC精准治疗进展

虽然在全球范围内,肺癌的发病率已呈现下降趋势,但是在我国肺癌仍然是发病率第一位的恶性肿瘤。此外,无论国内外,肺癌依然是肿瘤相关性死亡的首要原因。[1]肺癌主要分为小细胞肺癌和非小细胞肺癌(NSCLC),其中NSCLC占比超过80%。[2]靶向治疗可用于分子特征明确的NSCLC患者,如*EGFR*突变和*ALK*重排。亚裔非吸烟人群的*EGFR*突变率可超过40%,而西方人群不足10%,而EGFR抑制剂已从一代药(如吉非替尼)到如今的三代药(奥西替尼),针对三代药耐药后续治疗的四代药业已进入临床研究阶段。[3]西方人群大部分以*KRAS*突变为主,现在针对*KRAS G12C*突变的靶向药(如索托拉西布)已经被写入指南作为该类患者的后线治疗方式。[4,5]但大部分NSCLC没有这些驱动基因改变,靶向治疗对他们无效。而免疫治疗的出现为无驱动基因突变患者提供了新的选择,使其生存率和生存质量得到改善。[6]

一、影响治疗选择的因素

影响无驱动基因突变NSCLC治疗选择的因素包括PD-L1表达水平、疾病分期和组织学特点。也有不少研究表明,肿瘤组织CD8$^+$T淋巴细胞的浸润情况、血液系统中CD4$^+$T淋巴细胞数量、肿瘤突变复合(tumor mutation burden,TMB)的情况也会影响免疫治疗效果。并且随着人工智能的发展,也有学者指出肿瘤的影像组学特征可以预测患者的免疫治疗效果。上海市肺科医院余云浪等发起的多中心研究,利用深度学习对肿瘤原发灶的CT图像特征和患者TMB水平进行模型构建,可以对晚期NSCLC患者的免疫治疗疗效和预后进行预测,由此可筛选出真正适合免疫治疗的NSCLC患者,进行精准诊疗。[7]而针对局部晚期患者,上海市肺科医院联合北航大数据精准医疗高精尖创新中心通过医工交叉的模式,对患者新辅助治疗前的CT图像进行特征提取及分析,构建深度学习模型,其预测患者术后主要病理学缓解(major pathological response,MPR)的准确性达到0.73,在此基础上,进一步结合RNA测序结果,可使预测准确性达到0.77。[8]虽然,对于影响治疗选择的相关研究很多,但是临床上最常使用的依然是PD-L1的表达情况。一般选择至少PD-L1>0的患者进行免疫治疗。

(1) 对于PD-L1表达≥50%的患者,给予免疫检查点抑制剂单药治疗,或者含铂类二联化疗+免疫检查点抑制剂。

(2) 对于PD-L1表达<50%的患者,标准治疗为含铂类二联化疗+免疫检查点抑制剂。

二、PD-L1<50%的无驱动基因突变的NSCLC

（一）帕博利珠单抗+化疗

1. 用于非鳞状细胞癌

2项纳入晚期非鳞状NSCLC患者的随机试验发现，与单纯化疗相比，一线治疗时在含铂类二联化疗（铂类药物＋培美曲塞）基础上加用帕博利珠单抗可改善患者结局。

Ⅲ期试验KEYNOTE-189纳入了616例PD-L1未经筛选的晚期非鳞状NSCLC患者，以2∶1的比例随机分配至化疗（顺铂或卡铂，联合培美曲塞）＋帕博利珠单抗组，或上述化疗＋安慰剂组。[9]单纯化疗组患者在疾病进展时可接受帕博利珠单抗。中位随访10.5个月时，帕博利珠单抗组的12个月总生存期（OS）增加（69％比49％，HR＝0.49）。所有PD-L1分类亚组的12个月OS都有增加，表达PD-L1的肿瘤亚组的差异最大，不同PD-L1表达水平下两个治疗组的OS分别为：① ＜1％：62％比52％（HR＝0.59）；② 1％～49％：72％比51％（HR＝0.55）；③ ≥50％：73％比48％（HR＝0.42）。

加用帕博利珠单抗组的另一主要终点中位无进展生存期（PFS）也增加（8.8个月比4.9个月，HR＝0.52）。在所有表达PD-L1的亚组，PFS风险比都小于1（PD-L1表达≥50％，HR＝0.36；PD-L1表达为1％～49％，HR＝0.55；PD-L1表达＜1％，HR＝0.75），但在PD-L1表达＜1％亚组，差异无统计学意义。

在该试验的所有患者中，加用帕博利珠单抗组的客观缓解率（ORR）较高（48％比19％）。帕博利珠单抗组重度不良事件（≥3级）发生率为67％，安慰剂组为66％，患者自诉生存质量改善。

2. 用于鳞状细胞癌

一线治疗时在含铂类二联化疗基础上加用帕博利珠单抗也可改善鳞状细胞癌的结局，且毒性无显著增加。阿替利珠单抗＋化疗用于鳞状NSCLC尚在研究中。

Ⅲ期试验KEYNOTE-407纳入了559例PD-L1未经筛选的初治晚期鳞状NSCLC患者，以1∶1的比例随机分至化疗＋帕博利珠单抗组或化疗＋安慰剂组，化疗方案为卡铂＋紫杉醇或卡铂＋纳米微粒型白蛋白结合型紫杉醇。[10]结果显示，化疗＋帕博利珠单抗组的结局更佳，5年OS为18％比化疗＋安慰剂组9.7％（HR＝0.71）。

此研究之前的报告中，不同PD-L1表达水平下，用与未用帕博利珠单抗患者的中位OS如下：① ＜1％：15.9个月比10.2个月（HR＝0.61）；② 1％～49％：14个月比11.6个月（HR＝0.57）；③ ≥50％：两组均未达到（not reached，NR；HR＝0.64）。虽然PD-L1表达水平最高（≥50％）亚组患者的OS获益未达到统计学意义，但由于该亚组患者数量很少（$n=146$），分析受到限制。不同PD-L1表达水平下，帕博利珠单抗和安慰剂组的中位PFS分别为：① ＜1％：6.3个月比5.3个月（HR＝0.68）；② 1％～49％：7.2个月比5.2个月（HR＝0.56，95％CI：0.39～0.8）；③ ＞50％：8个月比4.2个月（HR＝0.37，95％CI：0.24～0.58）。

总体来讲，帕博利珠单抗组的ORR为58％（95％CI：51.9～63.8），安慰剂组为38％（95％CI：32.7～44.4）。帕博利珠单抗组重度不良事件（≥3级）的发生率为70％，安慰剂组为68％。

3. 替代方案

阿替利珠单抗、卡铂、紫杉醇和贝伐珠单抗：IMpower 150试验纳入1202例PD-L1未经筛选的晚期非鳞状NSCLC患者，随机分组给予一线化疗（卡铂＋紫杉醇）联合以下治疗：阿替利珠单抗（ACP方案组），阿替利珠单抗＋贝伐珠单抗（ABCP方案组），或贝伐珠单抗（BCP方案组）。[11-12]不允许疾病进展时交叉到其他组。在692例EGFR/ALK野生型患者中，ABCP方案组的下述结果均优于BCP方案组：PFS（8.3个月比6.8个月，疾病进展或死亡的HR＝0.62），以及OS（19.2个月比14.7个月，死亡的HR＝0.78）。基线时有肝转移的患者中，ABCP方案的PFS也优于BCP方案。各组的患者认为，化疗和免疫治疗引起的常见症状相似。在KEYNOTE-189试验中，这个亚组采用帕博利珠单抗＋化疗也获得改善，提示免疫治疗＋化疗是该亚组患者可行的治疗选择。

阿替利珠单抗、卡铂和纳米微粒型白蛋白结合型紫杉醇：其他试验还显示，在纳米微粒型白蛋白结合型紫杉醇＋卡铂基础上加用阿替利珠单抗有益，这也是可用于治疗非鳞状细胞癌的方案。Impower 130试验显示，对于晚期非鳞状NSCLC，一线治疗时在卡铂＋纳米微粒型白蛋白结合型紫杉醇基础上加用阿替利珠单抗延长了PFS（7.0个月比5.5个月，HR＝0.64）和OS（18.6个月比13.9个月，HR＝0.79），差异具有统计学意义。[12,13]虽然纳米微粒型白蛋白结合型紫杉醇不是非鳞状NSCLC的常规主要化疗药物，但仍然被选用，因为与紫杉醇不同，使用该药无须预先给予可能影响免疫检查点抑制剂疗效的糖皮质激素。此方案已获得美国FDA的批准。

另外，IMpower 132试验显示，对于非鳞状细胞癌，与单纯化疗相比，阿替利珠单抗＋含培美曲塞化疗延长了中位PFS（7.6个月比5.2个月，HR＝0.60），OS也有不显著的改善趋势（18.1个月比13.5个月，HR＝0.46）。[14]但由于阿替利珠单抗＋培美曲塞方案未获监管部门批准，也不具有统计学意义的生存获益，故不在我们偏好的方案之列。

纳武利尤单抗＋伊匹木单抗：CheckMate 227试验显示，无论PD-L1表达情况如何，纳武利尤单抗＋伊匹木单抗治疗患者的生存情况都好于化疗患者。[15]在1739例PD-L1表达水平各异、未接受过化疗的NSCLC患者中，纳武利尤单抗＋伊匹木单抗组的中位OS为17.1个月，化疗组为13.9个月（HR＝0.73）。不同PD-L1表达水平下，纳武利尤单抗＋伊匹木单抗带来的中位OS改善相似：PD-L1表达＜1％，HR＝0.70；PD-L1表达≥1％，HR＝0.79；PD-L1表达≥50％，HR＝0.70。

纳武利尤单抗＋伊匹木单抗＋化疗：CheckMate 9LA试验评估了纳武利尤单抗＋伊匹木单抗＋含铂类二联化疗方案，研究者将719例患者随机分为两组，一组接受2个周期含铂类二联化疗＋纳武利尤单抗＋伊匹木单抗（直至病情进展），另一组接受4个周期含铂类二联化疗但不联合免疫治疗。[16]相对于单纯化疗组，纳武利尤单抗＋伊匹木单抗＋化疗组的中位OS更长（15.6个月比10.9个月，HR＝0.66，95％CI：0.55～0.80），PFS也更长（6.8个月比5.0个月，HR＝0.70，95％CI：0.57～0.86），且总缓解率更高（38％比25％）。

在开放性POSEIDON试验中,1013例存在EGFR/ALK野生型肿瘤的患者随机分为3组:曲美木单抗＋度伐利尤单抗＋化疗组、度伐利尤单抗＋化疗组或单纯化疗组。[17]结果显示,曲美木单抗＋度伐利尤单抗＋化疗组结局好于单纯化疗组,体现在OS和PFS均更长(中位OS:14.0个月比11.7个月,HR＝0.77,95％CI:0.65～0.92;中位PFS:6.2个月比4.8个月,HR＝0.72),两组3～4级不良反应发生率分别为52％和44％。尽管度伐利尤单抗＋化疗(不联合曲美木单抗)与单纯化疗相比可改善PFS(HR＝0.74),但两组的OS差异无统计学意义。

次选方案:虽然我们对大部分PD-L1低表达(1％～49％)肿瘤患者优选帕博利珠单抗＋化疗,但有证据表明此类患者(低表达而非阴性)也可使用帕博利珠单抗单药治疗。我们只考虑对拒绝化疗的PD-L1中等表达患者进行帕博利珠单抗单药治疗,这些患者虽可选择帕博利珠单抗单药治疗,但效果很可能不如帕博利珠单抗＋化疗。

Ⅲ期试验KEYNOTE-042对比了帕博利珠单抗单药治疗与含铂类二联化疗,其纳入PD-L1表达≥1％的初治晚期EGFR/ALK野生型NSCLC患者,根据组织学选择治疗方案。应注意,此试验不允许交叉。[18]下方是随访中位时间12.8个月时的研究结果;帕博利珠单抗组OS(主要终点)长于化疗组,不同PD-L1表达水平的结果如下:① ≥50％(599例患者),20个月比12个月(HR＝0.69);② ≥20％(818例患者),18个月比13个月(HR＝0.77,95％CI:0.64～0.92);③ ≥1％(1274例患者),17个月比12个月(HR＝0.81,95％CI:0.71～0.93);④ 探索性分析PD-L1表达水平介于1％～49％患者的生存期,结果显示OS为13.4个月比12.1个月(HR＝0.92,95％CI:0.77～1.11)。更长期的随访证实了这些益处,肿瘤PD-L1表达≥50％、≥20％和≥1％且接受帕博利珠单抗治疗的患者中,5年OS分别为22％、19％和17％。帕博利珠单抗组与化疗组相比,未见有统计学意义的PFS改善,但PD-L1表达水平最高(≥50％)的患者例外(中位PFS:7.1个月比6.4个月,HR＝0.81,95％CI:0.67～0.99)。与KEYNOTE-024试验一样,患者对帕博利珠单抗的耐受性好于化疗,帕博利珠单抗组的3～5级不良事件发生率为18％,化疗组为41％。

总体来讲,PD-L1表达＞1％的患者中帕博利珠单抗对生存的改善似乎主要来源于PD-L1高表达(≥50％)的患者亚组。此外,在PD-L1中等表达(1％～49％)的患者中,化疗组和帕博利珠单抗组的OS相近,尽管化疗组患者大多未在疾病进展时接受免疫疗法,而进展时给予免疫治疗是标准做法。

三、PD-L1≥50%的无驱动基因突变的NSCLC

多项随机试验显示,PD-L1高表达(≥50％)可预测使用帕博利珠单抗、阿替利珠单抗或西米普利单抗有效。30％左右的晚期NSCLC患者存在这一水平的PD-L1表达。[19]因此,可以选择单纯免疫治疗或化学免疫治疗。尚无随机试验在PD-L1高表达NSCLC患者中直接比较免疫检查点抑制剂＋化疗与免疫检查点抑制剂单药治疗。但目前有下列数据:① 一篇纳入5项随机试验的Meta分析通过间接比较发现,帕博利珠单抗＋化疗组的以下结局优于帕博利珠单抗单药治疗组:ORR(RR＝1.6,95％CI:1.2～2.2)和PFS(HR＝0.55,95％CI:

0.32～0.97）。两组的 OS 差异无统计学意义（HR＝0.76,95％CI:0.51～1.14）[20]；② 一篇以摘要形式发表的分析纳入了 12 项关于肿瘤 PD-L1 表达≥50％的患者的试验,其中一半试验评估了化学免疫治疗,另一半试验评估了单纯免疫治疗,结果显示,与免疫治疗相比,化学免疫治疗的中位 PFS 更长（9.6 个月比 7.1 个月,HR＝0.69,95％CI:0.55～0.87）。化学免疫治疗的 ORR 也更好（61％比 43％）。虽然化学免疫治疗患者合并后的 OS 有改善趋势（HR＝0.82）,但未达到统计学意义,并且年龄≥75 岁的化学免疫治疗者生存情况有恶化趋势,也无统计学意义（HR＝1.7）。

Ⅲ 期试验 KEYNOTE-024 支持用帕博利珠单抗治疗 PD-L1 表达≥50％的患者,该试验纳入 305 例 PD-L1 染色阳性肿瘤细胞（tumor cell, TC）≥50％的初治晚期 NSCLC 患者,随机分配至帕博利珠单抗单药治疗组（一次 200 mg,静脉给药,每 3 周 1 次）与标准含铂类二联化疗组。[19]随访中位时间 11.2 个月时,帕博利珠单抗组 PFS（主要终点）更长（中位 PFS:10.3 个月比 6 个月,HR＝0.50,95％CI:0.37～0.68）,ORR 也更高（45％比 28％）。帕博利珠单抗组未达到缓解持续时间中位数,而化疗组为 6.3 个月。该组的治疗相关重度（≥3 级）不良反应的发生率也更低（27％比 53％）。该组肺炎总体发生率为 5.8％,重症肺炎发生率为 2.6％。随访 5 年时的结果显示,帕博利珠单抗组的中位 OS 比化疗组更长（26.3 个月比 13.4 个月,HR＝0.62,95％CI:0.48～0.81）。[18]

IMpower 110 试验纳入 572 例表达 PD-L1（TC≥1％或 IC≥1％）的Ⅳ期初治 NSCLC 患者。[21]在 205 例 PD-L1 高表达（TC≥50％或 IC≥10％）患者中,与含铂类化疗相比,阿替利珠单抗改善了 OS（20 个月 vs. 13 个月;HR＝0.59,95％CI:0.40～0.89）。对于另外两个接受评估的 PD-L1 表达亚组（TC≥5％或 IC≥5％,以及 TC≥1％或 IC≥1％）,两种治疗的 OS 差异无统计学意义。在 PD-L1 高表达亚组,接受阿替利珠单抗治疗者的中位 PFS 为 8.1 个月,而接受化疗者为 5 个月（HR＝0.63,95％CI:0.45～0.88）;经证实的 ORR 分别为 38％和 29％。

EMPOWER-Lung 1 研究包含了 563 例 PD-L1 表达≥50％的晚期 NSCLS 患者,发现西米普利单抗（一次 350 mg,每 3 周 1 次）与含铂类二联化疗相比,可改善 OS（中位 OS:未达到比 14.2 个月,HR＝0.57,95％CI:0.42～0.77）和 PFS（8.2 个月比 5.7 个月,HR＝0.54,95％CI:0.43～0.68）。[22]尽管交叉率较高（74％）,共包含 710 例患者（还包括 PD-L1 表达未经证实或确定＜50％的患者）的意向治疗人群中,西米普利单抗改善了 OS 和 PFS。化疗组和西米普利单抗组毒性≥3 级的患者比例分别为 39％和 28％。

四、上海市肺科医院胸外科经验

上海市肺科医院胸外科团队于 2022 年先后报道了新辅助化疗免疫后袖式切除治疗局部晚期 NSCLC 及新辅助化疗后双袖式切除治疗中央型 NSCLC 的结果,包括围手术期和肿瘤学结果,初步验证了局部晚期 NSCLC 患者在接受新辅助治疗后进行袖式/双袖式切除术的可行性。[23,24]2023 年,团队报道了全球最大宗新辅助后袖式肺叶切除术治疗局部晚期肺癌的研究,评估了袖式肺叶切除术在新辅助治疗后的可行性与安全性。研究共纳入 613 例患者,其中124例既往接受过新辅助治疗。结果显示,新辅助治疗并未明显增加术后并发症发生率,且新辅助化疗免疫的pCR明显优于新辅助化疗。该项研究首次通过大样本数据证实了新辅助治疗后袖式肺叶切除术的安全性,为"新辅助联合手术"治疗局部晚期肺癌这一治疗模式的进一步推广普及提供了理论依据。[25]

上海市肺科医院针对需要进行术前新辅助治疗的局部晚期患者,开展了一项Ⅱ期临床试验(LungMate 002),前瞻性地入组50例患者,进行特瑞普利单抗联合化疗的有效性和安全性评估。[26]该项临床试验结果表明:新辅助特瑞帕利单抗加化疗安全有效,对Ⅱ-Ⅲ期NSCLC具有较高的MPR和可控的治疗相关并发症,甚至可将最初的潜在可切除疾病转化为可切除疾病。观察到了治疗效率的不同转录组学特征,CHI3L1的表达可预测治疗反应和生存率。

小　结

免疫治疗方兴未艾,但是患者的选择一直是临床的难题。PD-L1作为一个简易的指标确实具备选择患者的能力,但不可否认的是,即使PD-L1高表达的患者,其免疫治疗的应答也很差,因此仍需要一个更加精准的指标和模型来筛选患者。免疫治疗从单药到现在成熟的联用化疗,治疗效果在不断提升,但遗憾的是,已经存在免疫治疗的耐药,因此新靶点的开发就非常重要,如CD47、CD96。免疫治疗药物的联用,如PD-1抗体与CLTA-4抗体的联合使用(其他肿瘤已经在进行探索)会进一步改善药物的抗肿瘤效果。

（吴磊磊、范永飞）

参考文献

[1] Siegel R L, Miller K D, Fuchs H E, et al. Cancer statistics, 2022[J]. CA: A Cancer Journal for Clinicians, 2022, 72(1):7-33.

[2] Wu L L, Li C W, Lin W K, et al. Incidence and survival analyses for occult lung cancer between 2004 and 2015: a population-based study[J]. BMC Cancer, 2021, 21:1009.

[3] Wu Y L, Tsuboi M, He J, et al. Osimertinib in resected EGFR-mutated non-small-cell lung cancer[J]. New England Journal of Medicine, 2020, 383(18):1711-1723.

[4] Skoulidis F, Li B T, Dy G K, et al. Sotorasib for lung cancers with KRAS P.G12C mutation[J]. New England Journal of Medicine, 2021, 384(25): 2371-2381.

[5] de Langen A J, Johnson M L, Mazieres J, et al. Sotorasib versus docetaxel for previously treated non-small-cell lung cancer with KRAS(G12C) mutation: a randomised, open-label, phase 3 trial[J]. Lancet (London, England), 2023, 401: 733-746.

[6] Gadgeel S, Rodríguez-Abreu D, Speranza G, et al. Updated analysis from KEYNOTE-189: pembrolizumab or placebo plus pemetrexed and platinum for previously untreated metastatic nonsquamous non-small-cell lung cancer[J]. J. Clin. Oncol., 2020, 38:1505-1517.

[7] He B, Dong D, She Y, et al. Predicting response to immunotherapy in advanced non-small-cell lung cancer using tumor mutational burden radiomic biomarker[J]. Journal For Immunotherapy of Cancer,

2020, 8(2):e000550.

[8] She Y, He B, Wang, F, et al. Deep learning for predicting major pathological response to neoadjuvant chemoimmunotherapy in non-small cell lung cancer: a multicentre study[J]. EBioMedicine, 2022, 86: 104364.

[9] Rosner S, Reuss J E, Zahurak M, et al. Five-year clinical outcomes after neoadjuvant nivolumab in resectable non-small cell lung cancer[J]. Clin. Cancer Res., 2023, 29: 705-710.

[10] Novello S, Kowalski D M, Luft A, et al. Pembrolizumab plus chemotherapy in squamous non-small-cell lung cancer: 5-year update of the phase III KEYNOTE-407 study[J]. J. Clin. Oncol., 2023, 41: 1999-2006.

[11] Socinski M A, Jotte R M, Cappuzzo F, et al. Atezolizumab for first-line treatment of metastatic nonsquamous NSCLC[J]. The New England journal of medicine, 2018, 378(24):2288-2301.

[12] Socinski M A, Jotte R M, Cappuzzo F, et al. Association of immune-related adverse events with efficacy of atezolizumab in patients with non-small cell lung cancerpooled analyses of the phase 3 IMpower130, IMpower132, and IMpower150 randomized clinical trials[J]. JAMA oncology, 2023, 9(4): 527-535.

[13] West H, Mccleod M, Hussein M, et al. Atezolizumab in combination with carboplatin plus nab-paclitaxel chemotherapy compared with chemotherapy alone as first-line treatment for metastatic non-squamous non-small-cell lung cancer (IMpower130): a multicentre, randomised, open-label, phase 3 trial[J]. The Lancet. Oncology, 2019, 20(7):924-937.

[14] Nishio M, Barlesi F, West H, et al. Atezolizumab plus chemotherapy for first-line treatment of non-squamous NSCLC: results from the randomized phase 3 IMpower132 trial[J]. J. Thorac. Oncol., 2021, 16(4):653-664.

[15] Brahmer J R, Lee J S, Ciuleanu T E, et al. Five-year survival outcomes with nivolumab plus ipilimumab versus chemotherapy as first-line treatment for metastatic non-small-cell lung cancer in CheckMate 227 [J]. J. Clin. Oncol., 2023, 41:1200-1212.

[16] Paz-Ares L, Ciuleanu T E, Cobo M, et al. First-line nivolumab plus ipilimumab combined with two cycles of chemotherapy in patients with non-small-cell lung cancer (CheckMate 9LA): an international, randomised, open-label, phase 3 trial[J]. Lancet Oncol., 2021, 22(2): 198-211.

[17] Johnson M L, Cho B C, Luft A, et al. Durvalumab with or without tremelimumab in combination with chemotherapy as first-line therapy for metastatic non-small-cell lung cancer: the phase III POSEIDON study[J]. J. Clin. Oncol., 2023, 41(6), 1213-1227.

[18] de Castro G Jr, Kudaba I, Wu Y L, et al. Five-year outcomes with pembrolizumab versus chemotherapy as first-line therapy in patients with non-small-cell lung cancer and programmed death ligand-1 tumor proportion score $\geqslant 1\%$ in the KEYNOTE-042 study[J]. J. Clin. Oncol., 2023, 41(11):1986-1991.

[19] Reck M, Rodríguez-Abreu D, Robinson A G, et al. Pembrolizumab versus chemotherapy for PD-L1-positive non-small-cell lung cancer[J]. New England Journal of Medicine, 2016, 375(19):1823-1833.

[20] Zhou Y, Lin Z, Zhang X, et al. First-line treatment for patients with advanced non-small cell lung carcinoma and high PD-L1 expression: pembrolizumab or pembrolizumab plus chemotherapy[J]. Journal for ImmunoTherapy of Cancer, 2019, 7(1):120.

[21] Herbst R S, Giaccone G, de Marinis F, et al. Atezolizumab for first-line treatment of PD-L1-selected patients with NSCLC[J]. N. Engl. J. Med., 2020, 383: 1328-1339.

[22] Sezer A, Kilickap S, Gumus M, et al. Cemiplimab monotherapy for first-line treatment of advanced non-small-cell lung cancer with PD-L1 of at least 50%: a multicentre, open-label, global, phase 3, ran-

domised, controlled trial[J].The Lancet, 2021,397(10274):592-604.

[23] Dai J, Zhu X, Li D, et al. Sleeve resection after neoadjuvant chemoimmunotherapy in the treatment of locally advanced non-small cell lung cancer[J]. Translational lung cancer research, 2022, 11: 188-200.

[24] Bao Y, Jiang C, Wan Z, et al. Feasibility of double sleeve lobectomy after neoadjuvant chemotherapy in patients with non-small-cell lung cancer [J]. Interact. Cardiovasc. Thorac. Surg., 2022, 35 (2): ivac103.

[25] Li X, Li Q, Yang F, et al. Neoadjuvant therapy does not increase postoperative morbidity of sleeve lobectomy in locally advanced non-small cell lung cancer [J]. J. Thorac. Cardiovasc. Surg., 2023, 166(4):1234-1244.

[26] Zhu X, Sun L, Song N,et al. Safety and effectiveness of neoadjuvant PD-1 inhibitor (toripalimab) plus chemotherapy in stage Ⅱ-Ⅲ NSCLC (LungMate 002): an open-label, single-arm, phase 2 trial[J]. BMC Medicine, 2022,20(1):493.

第十章 原发性气管肿瘤的精准治疗进展

原发性气管肿瘤（primary tracheal tumors，PTTs）是指发生于第一气管环至隆凸范围内的一类少见的肿瘤，多见于软骨环与膜的交界处。原发性气管肿瘤是一种相对少见的呼吸系统肿瘤，占所有呼吸系统恶性肿瘤的0.2％，占所有恶性肿瘤的0.01％～0.4％。[1]在成人的气管肿瘤中，恶性肿瘤的占比约为90％，最常见的组织学类型是鳞状细胞癌，其次是腺样囊性腺癌；在儿童的气管肿瘤中，恶性肿瘤的发生率约为30％，以良性肿瘤居多，其最常见的组织学类型为乳头状瘤、纤维瘤和血管瘤。[2]

由于原发性气管肿瘤早期缺乏特异性症状，常被误诊为哮喘或慢性肺病，患者确诊时常已是肿瘤晚期，治疗效果常欠佳。由于原发性气管肿瘤发病率低，目前尚缺乏明确的分期系统和全面的治疗指南。[3]现有的关于原发性气管肿瘤的治疗方法主要包括手术治疗、放射性治疗、介入治疗等。由于手术切除是最有可能改变疾病自然发展的治疗方法，所以手术切除是其主要的治疗方式；对于手术切除后或不能手术及不适合手术的患者，可辅以放射性治疗；而对于突发急性气道阻塞的原发性气管肿瘤患者或是不可手术切除的肿瘤患者，可选择介入治疗，缓解患者的临床症状，延长患者的生存时间。因此，在临床上，对于原发性气管肿瘤患者，应详细、综合评估患者的一般情况，选择合适、精准的治疗方式，以期改善原发性气管肿瘤患者的生活质量及预后。

一、原发性气管肿瘤的手术切除

目前，尽管多个病例系列主张对气管局限性肿瘤进行明确的切除和对不适合完全手术切除的肿瘤进行多方式治疗，但来自国家登记册的流行病学证据表明，原发性气管恶性肿瘤很少被考虑进行手术切除。Licht等人发现丹麦原发性气管肿瘤的切除率低于10％。[4]对荷兰50例原发性气管肿瘤患者进行多学科分析发现，大多数具有潜在手术切除治疗指征的患者采用了其他治疗方式，而不是治疗性手术。[5]在荷兰注册的所有潜在可切除原发性气管肿瘤患者中，不到一半接受了放射性治疗，而不是手术治疗。这可能是由于医生对现有治疗方法及其有效性缺乏认识。[6]因此，在原发性气管肿瘤的治疗中，熟悉所有可用的治疗方式是十分必要的。只有当多学科团队对这些治疗方法有足够的知识和经验时，才能对特定的患者做出适当的管理决定。由于手术切除是最有可能改变疾病自然发展的治疗方法，所以手术切除应作为优先治疗方式重点考虑，其他形式的治疗作为辅助切除后或姑息治疗。[7]手术治疗的目的是解除呼吸道梗阻、切除病变组织、重建呼吸道。原发性气管良性肿瘤可采用肿瘤切除、窗形切除及肿瘤所在气管部分切除后端-端吻合等手术方式，恶性肿瘤主要采用病变气管切除端-端吻合术。[2]气管切除术是一种成熟的技术,研究者们通过这项技术及随后的气管重建,可以去除多达50%的气管长度,而不影响吻合口愈合。[8]这项技术被进一步发展用于隆突的切除和重建。即使在一些近端延伸至声门下喉的气管肿瘤中,也可以通过环气管切除和初次重建来实现根治性切除,而不损害语音的功能。与此同时,随着这些发展和气管手术经验的不断增长,手术治疗的死亡率也有明显的下降。[9]2004年的研究显示,接受手术治疗的气管癌与未切除的腺样囊性癌患者的5年生存率有统计学上的提高。[10]一些欧洲研究报告,接受手术切除术的患者5年生存率显著提高。[7]对英国国家登记册的分析还表明,接受治疗性切除术的患者的生存率与整体生存率相比有所提高。[6]阿格拉瓦尔等人对2017年监测、流行病学和最终结果数据库的分析显示,与未治疗或未治疗相比,单独接受手术或手术的患者的操作系统和癌症特异性生存得到改善。[11]

然而,由于鳞状细胞癌具有容易远处转移的特性,若鳞状细胞癌被完全切除,可能会导致吻合口处过度紧张,因此通常当肿瘤长度超过气管的50%时,或当重要器官(主动脉、心脏)被肿瘤累及时,或纵隔接受了高剂量的放射治疗,或存在大量淋巴结侵犯时,不建议进行手术切除治疗,尤其是当存在大量淋巴结转移侵犯时,根治性淋巴结切除术后气管侧动脉的血液供应会严重受损。然而由于腺样囊性癌通常进展缓慢,因此甚至在存在远处转移的情况下,手术切除也可能对患者有益。[10]

二、原发性气管肿瘤的放射性治疗

由于手术治疗可能存在气管内残余肿瘤组织的可能,故放射性治疗(radiotherapy,RT)可作为其重要的术后辅助治疗。然而,由于此类报道仍较少,RT的确切作用仍不清楚。但是,即使在缺乏前瞻性研究证据的情况下,对于部分肿瘤晚期的患者,大多数临床医生也会在切除局部肿瘤后,进行术后放疗。对于不能手术或不适合手术的患者,虽然目前尚无临床研究证据表明其最佳的治疗方法,临床医生都建议这些患者进行根治性放射性治疗。[1]原发性气管恶性肿瘤的放射性治疗可作为切除后的辅助治疗,也可作为不可切除或不能手术的患者的主要治疗,术后放疗可通过减少局部复发的机会来提高生存率,但是单纯性放疗的治疗效果不如手术治疗。[12]最近的一些研究表明,较高的辐射剂量可获得更好的治疗结果。虽然对于晚期和不可切除的肿瘤患者来说,放射性治疗的总体治疗效果仍然很差,但通过适当剂量的放疗可以获得25%~30%的5年生存率,但是当使用更高的剂量时,发生并发症的风险就会增加。[13]研究者们发现,对于局限性鳞状细胞癌的患者,与单纯手术治疗相比,术后加入辅助性放射性治疗会使术后并发症的风险降低;并认为存在手术切缘阳性、囊外扩张、神经或淋巴血管侵袭的患者,可选择性接受放射性治疗。为提高患者的生存率,研究者们建议对疑似阳性切缘或淋巴结受累的患者在手术后给予放射性辅助治疗。[14]

三、原发性气管肿瘤的介入治疗

原发性气管肿瘤的首选治疗方法是手术。对于有严重气管阻塞症状的患者,术前支气管镜干预可以有效改善这些症状。在有恶性气道阻塞的患者中,术前的支气管镜干预可改善肺功能,并可使肺癌患者进行实质性的肺保存手术;另外,由于缺乏理想的替代材料,气管切开术的长度通常限于6 cm。因此,如果气管肿瘤的直径太长,在没有张力的情况下无法吻合,或肿瘤无法完全切除,或在肿瘤转移和其他严重并发症发生时,手术切除的机会和相关的益处就已丧失。放疗是对这类无法手术的恶性肿瘤患者的一种替代治疗。然而,在严重气道狭窄的情况下,由于有局部组织肿胀的危险,气道狭窄的进一步增加,甚至由于放疗而引起窒息,早期放疗可能是不可取的。因此,为了避免上述这些风险,可进行术前支气管镜介入治疗,这可能有效缓解气道阻塞,特别是在气管支架放置期间。[15]随着内窥镜介入技术的发展,原发性气管肿瘤的治疗也取得了进展。介入治疗包括支气管镜支架放置、电网孔切除、氩等离子体凝固刀、激光治疗和冷冻疗法等,均已应用于气管肿瘤的治疗。尤其是在外科手术治疗前应用支气管镜干预,可以减少肿瘤,改善气道狭窄,缓解气促,降低手术风险。[16]

介入治疗常用以下两种情况,其一是急性气道阻塞的缓解,这可能是在明确的手术治疗之前,当原发性气管肿瘤患者发生急性气道阻塞并伴有窒息时可使用刚性支气管镜紧急缓解症状。在此过程中,可以通过减小气管内肿瘤的体积来改善气道的通畅性。暂时的气道扩大为完成可切除性评估提供了时间,并为患者进行选择性手术做好准备。被肿瘤所累及的气管节段可立即通过手术切除来缓解气管肿瘤引起的气道阻塞。无论术后是否辅以放疗,这种方法均可延长患者的生存时间。[17]其二是对于不可手术切除的肿瘤患者,介入治疗可缓解患者的临床症状。在介入治疗中,肿瘤可被机械芯出、电凝、掺钕钇铝石榴石(Nd:YAG)激光、二氧化碳激光或氩束混凝、冷冻疗法或光动力疗法去除。[18]

据报道介入治疗气管肿瘤时使用支气管镜是安全的,其最常见的并发症通常包括相对较少的出血,出血可能很容易控制。与硬支气管镜相比,灵活支气管镜具有创伤小、可容忍、风险小、成本低等优点。根据目前的研究结果,建议在对原发性气管肿瘤进行呼吸干预时,必须仔细进行术前评估是否存在大血管受累的情况,并应做好充分准备,以防止发生危及生命的大出血。[19]

小　结

临床上原发性气管肿瘤是一类比较少见的肿瘤,因其缺乏特异性的临床症状,其诊断往往延迟。目前,手术切除仍然是原发性气管肿瘤最好的治疗方式,其中绝大多数是对显微镜下残留疾病的初次重建和术后放疗。放射性治疗可作为气管切除术后和不可切除性肿瘤患者或不能手术的患者的辅助治疗。气管镜介入方式治疗原发性气管肿瘤,可有效地使气管通畅,缓解患者的呼吸困难等症状,具有广阔的应用前景,可被认为是安全的。支气管镜干预可有效缓解相关手术限制和错过手术机会的患者的疾病症状,特别是联合反放射性治疗,可显著延长患者的生存时间。因此,在临床上,对于原发性气管肿瘤患者,应详细、全面评估患者的一般情况,选择合适、精准的治疗方式,以期改善患者的生活质量及预后。

(米杰、邓家骏)

参考文献

[1] Je H U, Song S Y, Kim D K, et al. A 10-year clinical outcome of radiotherapy as an adjuvant or definitive treatment for primary tracheal adenoid cystic carcinoma[J]. Radiat. Oncol., 2017, 12(1): 196.

[2] Sun Y B, Yang C L, Liu H X, et al. Surgical treatment of primary tracheal tumors in 63 cases[J]. Zhonghua Zhongliu Zazhi, 2011, 33(7): 547-549.

[3] Zeng R, Wang H, Cai X, et al. Radiotherapy for primary tracheal carcinoma: experience at a single institution[J]. Technol. Cancer Res. Treat., 2021, 20: 15330338211034273.

[4] Licht P B, Friis S, Pettersson G. Tracheal cancer in Denmark: a nationwide study[J]. Eur. J. Cardiothorac. Surg., 2001, 19(3): 339-345.

[5] Honings J, van Dijck J A, Verhagen A F, et al. Incidence and treatment of tracheal cancer: a nationwide study in the Netherlands[J]. Ann. Surg. Oncol., 2007, 14(2): 968-976.

[6] Nouraei S M, Middleton S E, Nouraei S A, et al. Management and prognosis of primary tracheal cancer: a national analysis[J]. Laryngoscope, 2014, 124(1): 145-150.

[7] Honings J, Gaissert H A, Heijden H F M V D, et al. Clinical aspects and treatment of primary tracheal malignancies[J]. Acta. Otolaryngol., 2010, 130(7): 763-772.

[8] Behringer D, Könemann S, Hecker E. Treatment approaches to primary tracheal cancer[J]. Thorac. Surg. Clin., 2014, 24(1): 73-76.

[9] Madariaga M, Gaissert H A. Overview of malignant tracheal tumors[J]. Ann. Cardiothorac. Surg., 2018, 7(2): 244-254.

[10] Gaissert H A, Grillo H C, Shadmehr M B, et al. Long-term survival after resection of primary adenoid cystic and squamous cell carcinoma of the trachea and carina[J]. Ann. Thorac. Surg., 2004, 78(6): 1889-1896.

[11] Agrawal S, Jackson C, Celie K B, et al. Survival trends in patients with tracheal carcinoma from 1973 to 2011[J]. Am. J. Otolaryngol., 2017, 38(6): 673-677.

[12] Levy A, Omeiri A, Fadel E, et al. Radiotherapy for tracheal-bronchial cystic adenoid carcinomas[J]. Clin. Oncol. (R Coll Radiol), 2018, 30(1): 39-46.

[13] Macchiarini P. Primary tracheal tumours[J]. Lancet Oncol., 2006, 7(1): 83-91.

[14] Xie L, Fan M, Sheets N C, et al. The use of radiation therapy appears to improve outcome in patients with malignant primary tracheal tumors: a SEER-based analysis[J]. Int. J. Radiat. Oncol. Biol. Phys., 2012, 84(2): 464-470.

[15] Lisi R, Abate G, D'Urso P, et al. Successful role of adjuvant radiotherapy in a rare case of tracheal

inflammatory myofibroblastic tumor：a case report[J]. Tumori，2019，105(6)：NP1-NP3.

[16] Hao Z R，Yao Z H，Zhao J Q，et al. Clinical efficacy of treatment for primary tracheal tumors by flexible bronchoscopy：airway stenosis recanalization and quality of life[J].Exp. Ther. Med.，2020，20(3)：2099-2105.

[17] Hoerbelt R，Padberg W. Primary tracheal tumors of the neck and mediastinum：resection and reconstruction procedures[J].Chirurg，2011，82(2)：125-133.

[18] Bolliger C T，Sutedja T G，Strausz J，et al. Therapeutic bronchoscopy with immediate effect：laser，electrocautery，argon plasma coagulation and stents[J].Eur. Respir. J.，2006，27(6)：1258-1271.

[19] Sherani K，Vakil A，Dodhia C，et al. Malignant tracheal tumors：a review of current diagnostic and management strategies[J].Curr. Opin. Pulm. Med.，2015，21(4)：322-326.

第十一章 纵隔肿瘤的精准外科治疗进展

纵隔肿瘤包括胸腺瘤等多种良、恶性肿瘤类型,其临床诊治复杂,需要依据具体情况进行精准治疗。其中,对符合外科手术指征的患者,选择合适的手术入路及方式尤为重要。纵隔肿瘤的手术治疗曾以经胸骨劈开或开胸手术为主要手术方式,随着微创技术的不断发展,胸腔镜手术(video-assisted thoracic surgery,VATS)已广泛应用于纵隔肿瘤的治疗,并取得了预期的治疗效果。随着技术的不断进步,针对肿瘤位置和周围组织侵犯,可以精准地选择手术入路和方式,达到最佳的治疗效果。

一、纵隔肿瘤手术方式的进展

(一)拉钩悬吊剑突下单孔胸腔镜手术

胸腔镜微创手术使外科医生避免胸骨劈开手术带来的巨大创伤,随着技术的发展,单孔胸腔镜手术广泛应用于纵隔肿瘤的治疗。胸腔镜手术常规入路为侧胸壁,这种入路难以识别对侧膈神经,对胸腺上极暴露不足,并可能因肋间神经损伤导致术后疼痛,因此,早在1999年,Akamine报告了一例使用剑突下入路的VATS胸腺囊肿切除术。[1]随后,越来越多的医生尝试剑突下胸腔镜手术切除纵隔肿瘤。剑突下入路可以很好的显露双侧膈神经,并且可以更好地显露前纵隔区域,因此对胸腺及脂肪组织的清扫时也会更会彻底。此外,由于避免了肋间神经的损伤,这种手术方式可以明显减少术后疼痛。

为了更好地暴露前上纵隔区域,1988年,Cooper首次报道了胸骨拉钩的使用,在经颈部切口合并重症肌无力的胸腺切除术中得到了满意的效果。[2]随后,外科医生发明了多种胸骨拉钩。Zielinski等人在2013年报告了胸骨的双重抬高,在胸骨上窝做一个1 cm的切口,在颈部和剑下切口放置2个拉钩,并连接到牵引架上。[3]Song等人报告了使用类似于Zielinski的双胸骨拉钩。[4]他们的装置有助于暴露胸腺的上极,甚至有助于颈部的脂肪组织解剖。Yang等人报告了在第三肋间胸骨旁位置使用拉钩[5]。在这两种方法下,胸骨都可以抬高,从而扩大前纵隔空间。最近,Mao等人提出使用改良剑突下胸骨拉钩,从剑突位置将胸骨悬吊6~8 cm,结合使用密闭式切口保护器,并利用CO_2充气进一步暴露胸骨后区域,取得了良好的效果。[6]

结合两种技术的特点,拉钩悬吊剑突下单孔胸腔镜手术应运而生。在剑突下1 cm左右做一个4~5 cm的纵行切口,分别在剑突下和胸骨柄颈静脉切迹放置2个胸骨拉钩(也可视情况放置一个拉钩),然后将拉钩连接到牵引架上进行胸骨悬吊,通过剑突下的单个切口进行胸腔镜观察和操作。这种手术方式可以更好地暴露胸骨后区域,可以更完整地切除胸腺和脂肪组织,可能会给患者带来更好的预后。同时,术后疼痛也明显减少,符合当前胸外科术后快速康复的理念,患者往往可以更早出院。当然,对刚开展此项技术的外科医生来说,由于胸腔镜和操作器械均在一个切口中,手术开始时胸骨后空间的建立往往需要多次练习以避免不必要的损伤。

(二)机器人辅助胸外科手术

随着成像质量和医疗技术的进步,机器人辅助胸外科手术(robotic-assisted thoracic surgery,RATS)系统逐渐成熟,达芬奇机器人手术系统是该领域的领导者。相对于传统的胸腔镜手术,机器人手术系统具有以下优点:① 器械的灵活度大大提高,允许复杂的三维运动,在血管和神经周围可以更安全地进行解剖,在纵隔上角和对侧纵隔等小而深的区域操作更方便;② 高分辨率的三维视觉成像可以提高最佳的手术视野,并且还可以进行放大;③ 机械臂对手震颤的过滤可以提高技术精度。因此,RATS可以帮助外科医师以更少的创伤完成更复杂的解剖或者重建操作。目前,RATS已经广泛应用于非侵袭性纵隔肿瘤的外科治疗,术后并发症发生率低,住院时间短,预后良好。[7,8]同VATS类似,RATS手术入路也可以采用侧胸壁或者剑突下入路。[9]目前应用更为广泛的为剑突下入路,可以更好地契合机器人手术系统的特点,创伤更小,术后疼痛更少。此外,相对于VATS,RATS的手术学习曲线更短,也更适用于侵袭性纵隔肿瘤的外科治疗。

二、合并邻近器官受侵的纵隔肿瘤的外科治疗

当肿瘤侵犯邻近器官时,通常需要进行受侵器官的联合切除或重建以达到肿瘤的根治性切除。此类手术往往复杂,所以一般来说,开胸手术或正中胸骨劈开是首选的手术方式。

(一)膈神经切除

局部晚期胸腺瘤(大于Masaoka Ⅲ期)通常由于肿瘤位置而累及膈神经。仅就肿瘤可治愈性而言,膈神经整体切除比保留该神经更好。然而,包括膈神经在内的联合切除术在重症肌无力或广泛合并症患者中存在争议。是否应进行包括膈神经在内的联合切除术已经讨论过。Yano等报道,膈神经切除术降低了肺功能,但没有显著差异。[10]此外,Hamdi等人指出,与整体膈神经切除术相比,在胸腺瘤切除术中保留膈神经在高危患者中实现了良好的长期和无病生存期。[11]Aprile等人最近记录了在侵袭性胸腺瘤病例中保留膈神经是可行的,并可以达到接受的局部疾病控制。[12]当确实需要包括膈神经在内的联合切除术或膈神经在手术过程中受到意外损伤导致瘫痪时,建议进行膈肌折叠术。Tokunaga等报道,膈神经切除术后的膈肌折叠术可以预防肺功能障碍。[13]此外,应避免同时损伤或切除双侧膈神经,以免发生严重的呼吸系统并发症乃至死亡。

（二）上腔静脉切除和重建

肿瘤的根治性切除以及受累的邻近结构是延长侵袭性胸腺瘤患者总生存期的关键。此外，如回顾性发现所示，联合切除和重建受累纵隔大血管也被认为是可行的，但具有挑战性。[14,15]大多数研究指出，上腔静脉和头臂静脉的联合切除术广泛用于胸腺瘤或胸腺癌浸润的病例。当肿瘤侵犯血管的一部分时，切除受侵的血管壁并直接缝合是可行的。但是，当血管大范围受侵时，需要进行血管置换。血管置换有多种选择，包括上腔静脉和头臂静脉吻合术、上腔静脉-上腔静脉吻合、左头臂静脉-右心耳吻合以及右/左头臂静脉-右心耳吻合。至于用于重建这些血管的步骤，当进行双侧头臂静脉切除和重建时，建议首先在右心耳和左头臂静脉之间吻合人工血管，以减少血管阻断时间。对于上腔静脉置换，通常使用聚四氟乙烯（PTFE）Gore-Tex合成人工血管，最近研究发现，在上腔静脉置换病例中使用自体心包导管，其中血管通畅性显示出良好的结果。[16]

（三）主动脉弓切除和重建

当肿瘤侵犯主动脉弓时，是否进行主动脉弓联合切除和重建需要谨慎评估。近年来，尽管有研究报道了联合主动脉弓切除和重建手术来达到肿瘤完全切除，但是由于手术本身带来的巨大风险，患者临床是否获益并不清楚。最近，有研究者提出，当肿瘤侵犯主动脉弓时，可以在体外循环支持下，通过对主动脉弓上血管重新改路的方式进行全弓置换，这种方法也可以应用于纵隔肿瘤侵犯主动脉弓的情况。[17]

（四）胸壁切除和重建

当肿瘤直接侵犯胸壁时，是否进行部分胸壁联合切除需要谨慎。有研究表明，完整的肿瘤切除联合胸壁切除和重建，术后可以带来生存获益。[18]因此，当估计可以完整切除时，可以联合进行受侵胸壁的部分或完全切除以及重建。此外，对于一些复发性纵隔肿瘤的治疗，也有文献报道进行联合胸壁切除和重建。[19]根据侵犯胸壁的范围及肿瘤的恶性程度，进行单根肋骨切除或者邻近肋骨的一并切除，利用合成材料或者3D打印技术进行胸壁的重建，然后利用背阔肌皮瓣等修复胸壁缺损。[20]总之，如果预估需进行联合胸壁切除和重建时，应在术前做好规划，从而最大程度降低复杂手术带来的风险。

（五）部分肺及心包切除

纵隔肿瘤往往侵犯邻近脏器，当肿瘤与肺组织或心包粘连紧密且无法分离时，可以进行心包部分切除、肺楔形切除或肺叶切除，以达到肿瘤的根治性切除。

三、胸骨后甲状腺肿的手术治疗

胸内甲状腺肿易压迫周围的组织和器官，从而产生相应的症状，因此，一经确诊即应接受手术治疗，胸骨后甲状腺肿一般分为：Ⅰ型为不完全性胸骨后甲状腺肿；Ⅱ型为完全性胸骨后甲状腺肿；Ⅲ型为胸内迷走甲状腺肿。根据胸骨后甲状腺肿的大小和位置,选择合适的手术入路,充分暴露肿物,以免损伤周围的血管、神经及组织。经颈部低位领形切口入路适用于Ⅰ型胸骨后甲状腺肿,经颈部低位领形切口＋正中胸骨切开的颈胸联合入路适用于较深的Ⅰ型及Ⅱ型胸骨后甲状腺肿,经胸腔入路适用于Ⅲ型胸骨后甲状腺肿。[21]腔镜手术目前广泛应用于胸骨后甲状腺肿的外科治疗,但当预估肿瘤为恶性且体积较大,与周围血管、组织等界限不清时,选择胸骨劈开,可以减少出血及手术副损伤。

此外,由于胸骨后甲状腺肿往往与气管关系密切,若患者术前已有或存在气管受压、软化高风险,一旦解除压迫,可能出现气管软化塌陷,造成呼吸困难甚至窒息死亡。因此,术中可视情况行气管悬吊或气管切开,防止术后窒息的发生。术后拔除气管插管前,应等待患者完全清醒,将导管退出至受压部位上方,如无气管塌陷症状,方可拔出导管,如有通气不畅等气管塌陷症状,应重新将导管插入塌陷部位,并进行气管切开。

四、后纵隔哑铃型神经源性肿瘤的手术治疗

后纵隔哑铃型神经源性肿瘤往往会侵入椎管内,因此,术前要进行充分的评估,必要时联合神经外科、骨科进行同期切除或分期切除。手术处理胸内部分时,应特别注意肿瘤其次是不可强力牵拉肿瘤,避免损伤脊髓导致截瘫,此外,要特别注意控制瘤蒂,防止瘤蒂缩入椎管内。如遇椎管内出血,切勿盲目压迫,填塞止血,以免引起椎管内积血压迫脊髓引起截瘫。[22]

小　结

总之,纵隔肿瘤复杂多样,随着技术的进步,其手术方式也越来越多样化。临床实践中,应根据肿瘤的位置及特点进行充分的术前评估,做好术前规划,选择合适的手术方式和入路,进行肿瘤的根治性切除术,以达到精准治疗的效果。

（马艺、秦西淳）

089

参考文献

[1]　Akamine S, Takahashi T, Oka T, et al. Thymic cystectomy through subxyphoid by video-assisted thoracic surgery[J]. Ann. Thorac. Surg., 1999, 68(6): 2339-2341.

[2]　Cooper J D, Al-jilaihawa A N, Pearson F G, et al. An improved technique to facilitate transcervical thymectomy for myasthenia gravis[J]. Ann. Thorac. Surg., 1988, 45(3): 242-247.

[3]　Zielinski M, Czajkowski W, Gwozdz P, et al. Resection of thymomas with use of the new minimally-invasive technique of extended thymectomy performed through the subxiphoid-right video-thoracoscopic approach with double elevation of the sternum[J]. Eur. J. Cardiothorac. Surg., 2013, 44(2): e113- e119.

[4]　Song N, Li Q, Aramini B, et al. Double sternal elevation subxiphoid versus uniportal thoracoscopic

thymectomy associated with superior clearance for stage Ⅰ-Ⅱ thymic epithelial tumors: subxiphoid thymectomy compared with VATS[J]. Surgery, 2022, 172(1): 371-378.

[5] Yang X, Wang S, Jiang J, et al. Comparison of the perioperative outcomes for thoracoscopic thymectomy between the subxiphoid approach and the lateral intercostal approach for masaoka-koga Ⅰ-Ⅱ thymoma: a propensity score-matching analysis[J]. Ann. Surg. Oncol., 2023, 30(1): 506-514.

[6] Mao T, Zhang X, Yang Y, et al. A uniport subxiphoid approach with a modified sternum retractor is safe and feasible for anterior mediastinal tumors[J]. J. Thorac. Dis., 2023, 15(3): 1364-1372.

[7] Marulli G, Maessen J, Melfi F, et al. Multi-institutional European experience of robotic thymectomy for thymoma[J]. Ann. Cardiothorac. Surg., 2016, 5(1): 18-25.

[8] O'sullivan K E, Kreaden U S, Hebert A E, et al. A systematic review of robotic versus open and video assisted thoracoscopic surgery (VATS) approaches for thymectomy[J]. Ann. Cardiothorac. Surg., 2019, 8(2): 174-193.

[9] Suda T, Kaneda S, Hachimaru A, et al. Thymectomy via a subxiphoid approach: single-port and robot-assisted[J]. J. Thorac. Dis., 2016, 8(Suppl 3): S265-271.

[10] Yano M, Sasaki H, Moriyama S, et al. Preservation of phrenic nerve involved by stage Ⅲ thymoma [J]. Ann. Thorac. Surg., 2010, 89(5): 1612-1619.

[11] Hamdi S, Mercier O, Fadel E, et al. Is sacrifying the phrenic nerve during thymoma resection worthwhile?[J]. Eur. J. Cardiothorac. Surg., 2014, 45(5): e151-e155.

[12] Aprile V, Bertoglio P, Korasidis S, et al. Nerve-sparing surgery in advanced stage thymomas[J]. Ann. Thorac. Surg., 2019, 107(3): 878-884.

[13] Tokunaga T, Sawabata N, Kadota Y, et al. Efficacy of intra-operative unilateral diaphragm plication for patients undergoing unilateral phrenicotomy during extended surgery[J]. Eur. J. Cardiothorac. Surg., 2010, 38(5): 600-603.

[14] Shintani Y, Ohta M, Minami M, et al. Long-term graft patency after replacement of the brachiocephalic veins combined with resection of mediastinal tumors[J]. J. Thorac. Cardiovasc. Surg., 2005, 129(4): 809-812.

[15] Funaki S, Shintani Y, Fukui E, et al. Surgical treatment strategies for invasive thymoma[J]. J. Thorac. Dis., 2020, 12(12): 7619-7625.

[16] Sun Y, Gu C, Shi J, et al. Reconstruction of mediastinal vessels for invasive thymoma: a retrospective analysis of 25 cases[J]. J. Thorac. Dis., 2017, 9(3): 725-733.

[17] Shintani Y, Shimamura K, Funaki S, et al. Combined aortic arch resection for lung cancer using total rerouting of supra-arch vessels[J]. Ann. Thorac. Surg., 2019, 107(6): e399-e401.

[18] Pastorino U, Leuzzi G, Sabia F, et al. Long term outcome of complex surgical resection and reconstruction for rare thoracic cancers[J]. Tumori Journal, 2023, 109(5):450-457.

[19] Pastorino U, Duranti L, Scanagatta P, et al. Thoracopleuropneumonectomy with riblike reconstruction for recurrent thoracic sarcomas[J]. Ann. Surg. Oncol., 2014, 21(5): 1610-1615.

[20] Wang C M, Zhang R, Luo P, et al. Reconstruction of extensive thoracic wall defect using the external oblique myocutaneous flap: an analysis on 20 Chinese patients with locally advanced soft tissue sarcoma [J]. J. Surg. Oncol., 2018, 117(2): 130-136.

[21] 赵敬柱,于洋,李亦工,等.胸骨后甲状腺肿瘤的外科治疗[J].中国肿瘤临床,2013,40(13):796-798

[22] 周乃康,张涛,梁朝阳,等.纵隔肿瘤与囊肿的诊断及外科治疗[J].2007,87(11):3.

第十二章　纵隔肿瘤的新辅助精准治疗进展

近年来,新辅助治疗在肺癌领域取得了喜人的成绩,因此,同样的治疗模式也可能推广到纵隔肿瘤中,对于局部晚期的纵隔肿瘤,术前进行新辅助治疗,以期减小肿瘤负荷,增加手术机会以达到手术根治。本章将针对纵隔肿瘤的术前新辅助精准治疗进行介绍。

一、胸腺上皮肿瘤的新辅助治疗

根据已发表的数据,大约30％的胸腺瘤分期为Masaoka-Koga Ⅲ-ⅣA,对于这些局部晚期的患者,进行R0切除往往意味着巨大的手术难度和创伤。[1]因此,术前进行新辅助化疗、放疗、免疫治疗甚至靶向治疗,以达到R0切除是近年来的研究热点。目前也出现了多种治疗方式的组合,下面将分别进行介绍。

(一) 新辅助化疗

胸腺肿瘤对化疗较为敏感,新辅助化疗可导致肿瘤缩小,从而提高R0切除的可能,是无法切除胸腺瘤的首选治疗方式。尽管如此,新辅助化疗对局部晚期胸腺瘤患者的确切作用仍存在争议。Yamada等人发现新辅助化疗在Ⅲ期胸腺瘤中是不良预后因素,新辅助治疗往往与肿瘤更大、更多的脏器侵犯以及膈神经侵犯相关,然而,这项研究存在选择偏移。[2]Khorfan等通过回顾性分析发现,有更晚期不可切除疾病的患者更有可能被选择进行新辅助治疗。但是,新辅助肿瘤组的R0切除率与直接接受手术干预的患者相似(57.2％比54.2％),这提示新辅助化疗在促进R0切除方面的作用。[3]Cardillo等人进行了一项研究,以评估局部晚期胸腺瘤和胸腺癌的预后因素。[4]在他们的研究中,30名患者接受了立即手术,31名在就诊时不适合手术的患者接受了新辅助化疗,然后进行手术。结果显示,新辅助治疗组患者的10年生存率优于立即手术组。Bretti等人针对Masaoka-Koga期Ⅲ-ⅣA期恶性胸腺瘤患者的研究发现,新辅助化疗R0切除组的生存率与直接R0手术组相近。[5]

目前新辅助治疗的最佳方案也存在争议。常见的方案包括基于顺铂和依托泊苷的治疗方案,基于铂类和蒽环类药物的治疗方案以及多西他赛＋顺铂的治疗方案。其中,基于铂类和蒽环类药物的新辅助治疗在临床应用最为广泛,包括以下组合:顺铂＋多柔比星＋环磷酰胺(PAC)、顺铂＋多柔比星＋环磷酰胺＋泼尼松龙(PACE)、顺铂＋阿霉素＋环磷酰胺＋长春新碱(ADOC)和顺铂＋多柔比星＋甲泼尼龙(CAMP)。在目前开展的多项研究中,超过一半的患者在接受新辅助治疗后达到部分缓解,并接受了根治性手术治疗。[6-8]

（二）新辅助化疗联合放疗

在某些情况下，单纯新辅助化疗并不能很好地控制侵袭性高的肿瘤，因此，联合放疗可能提高治疗效果，增加 R0 切除的概率。Chu 等研究发现，对于局部晚期或晚期胸腺上皮肿瘤，相对于单纯化疗组，联合放疗组中 1/3 的患者的肿瘤体积进一步缩小。[9]另一项前瞻性研究发现，在 21 名胸腺肿瘤患者中，10 名患者接受新辅助放化疗后达到部分缓解，17 名患者治疗后达到了 R0 切除。[10]此外，我国一项研究也发现，超过 80% 的胸腺肿瘤患者在接受新辅助放化疗后实现了肿瘤的 R0 切除。[11]

尽管新辅助放化疗相关研究结果喜人，但是由于放疗本身带来的副作用，并不是所有患者都会从中获益。因此，选择合适的患者十分重要。目前，进行新辅助放化疗可能获益的患者主要包括以下三类：肿瘤侵及大血管；肿瘤病理类型侵袭性很高；新辅助一线化疗方案无应答。此外，目前也有多种新的放疗技术应用于肿瘤的治疗，以减少对周围器官的损伤。适应性放疗、断层放疗和粒子放疗技术是新兴的放疗技术，它们在胸腺肿瘤中的应用缺乏研究报道，但在其他肿瘤中有更好的治疗效果和更少的放射损伤。[12]因此，未来将这些新技术应用于新辅助治疗中，可能进一步提高局部晚期胸腺肿瘤的 R0 切除率，使肿瘤的精准治疗更进一步。

（三）新辅助化疗联合免疫治疗

免疫治疗的出现进一步掀起了肿瘤新辅助治疗的浪潮。在胸腺肿瘤中，PD-L1 往往是高表达的，与更具侵袭性的组织学类型、分期更晚以及预后更差相关，此外，肿瘤浸润淋巴细胞在胸腺肿瘤中弥漫分布。PD-L1 在肿瘤细胞上的高表达和微环境中丰富的肿瘤浸润淋巴细胞，为胸腺瘤实施 PD-1/PD-L1 治疗提供了强有力的证据。[12,13]目前，多项临床研究探讨了免疫治疗对复发或晚期胸腺肿瘤的信心和安全性。Cho 等人的前瞻性研究发现，帕博利珠单抗可以使部分化疗难治性胸腺瘤患者达到部分缓解。[14]Rajan 等人在Ⅰ期临床试验中发现，30% 的晚期胸腺瘤患者在接受抗 PD-L1 治疗后达到了客观缓解。[15]此外，多项针对免疫治疗在复发或晚期胸腺瘤中治疗效果的临床试验正在进行（NCT03076554，NCT03134118，NCT03295227，NCT03463460，NCT02364076）。尽管免疫治疗可能使胸腺肿瘤患者获益，但目前研究显示胸腺瘤患者发生免疫相关副作用的风险更高，因此在胸腺瘤患者中使用这些药物需要格外小心。[12,13]目前，关于新辅助化疗联合免疫治疗在胸腺肿瘤中的作用仍待研究，目前正在进行的两项临床试验（ChiCTR2000036033 和 NCT03858582）可能会给我们提供答案。

（四）新辅助化疗联合靶向治疗

与免疫治疗类似，目前支持胸腺肿瘤进行新辅助靶向治疗的证据有限。目前部分临床试验正在研究靶向药物联合化疗治疗局部晚期胸腺瘤，以评估新辅助化疗联合靶向治疗的治疗效果和安全性。目前，胸腺肿瘤中的基因突变多涉及 KIT、EGFR、IGF-1R 和 VEGF 通路，相关的靶向药物在胸腺瘤的治疗中可作为备选项。研究已证实仑伐替尼晚期和转移性胸腺癌中的安全性和活性。[16]此外，部分研究发现 TKI 药物如厄洛替可实现胸腺恶性肿瘤的部分缓解。[17]因此,未来应开展有关新辅助靶向治疗及新辅助化疗联合靶向治疗的临床试验,为靶向治疗在胸腺肿瘤中的作用提供指导。

二、其他纵隔肿瘤的新辅助治疗

目前关于纵隔肿瘤新辅助治疗的研究多集中于胸腺肿瘤,对于生殖源性肿瘤等其他恶性肿瘤的研究较少。原发性纵隔非精原细胞瘤预后较差,术前进行铂类为基础的新辅助化疗,然后进行手术切除是标准的治疗方法。[18]此外,病例报告发现1例巨大恶性神经鞘瘤在接受新辅助化疗(多柔比星-异环磷酰胺-美司钠方案)后肿瘤明显缩小。[19]靶向治疗和免疫治疗的兴起,可能为其他纵隔恶性肿瘤的新辅助治疗带来更多选择,未来需要开展相关研究进一步探索。

新辅助精准治疗作为肿瘤精准治疗的一部分,有望在包括胸腺上皮肿瘤在内的纵隔肿瘤中发挥重要作用。其中,新辅助化疗、新辅助放化疗、新辅助化疗联合免疫治疗及新辅助化疗联合靶向治疗给肿瘤的术前治疗带来了更多选择。然而,目前有关纵隔肿瘤新辅助治疗效果的高级别证据较少[20],未来需要更多的临床试验来帮助我们达到新辅助精准治疗的目的。

(马艺、范永飞)

参考文献

[1] Huang J, Ahmad U, Antonicelli A, et al. Development of the international thymic malignancy interest group international database: an unprecedented resource for the study of a rare group of tumors[J]. J. Thorac. Oncol., 2014, 9(10): 1573-1578.

[2] Yamada Y, Yoshino I, Nakajima J, et al. Surgical Outcomes of Patients With Stage Ⅲ Thymoma in the Japanese Nationwide Database[J]. Ann. Thorac. Surg., 2015, 100(3): 961-967.

[3] Khorfan R, Bharat A, Odell D D. Management and Long-Term Outcomes of Advanced Stage Thymoma in the United States[J]. Ann. Thorac. Surg., 2021, 111(1): 223-230.

[4] Cardillo G, Carleo F, Giunti R, et al. Predictors of survival in patients with locally advanced thymoma and thymic carcinoma (Masaoka stages Ⅲ and Ⅳ a)[J]. Eur. J. Cardiothorac. Surg., 2010, 37(4): 819-823.

[5] Bretti S, Berruti A, Loddo C, et al. Multimodal management of stages Ⅲ-Ⅳ a malignant thymoma[J]. Lung Cancer, 2004, 44(1): 69-77.

[6] Shin D M, Walsh G L, Komaki R, et al. A multidisciplinary approach to therapy for unresectable malignant thymoma[J]. Ann. Intern. Med., 1998, 129(2): 100-104.

[7] Kim E S, Putnam J B, Komaki R, et al. Phase Ⅱ study of a multidisciplinary approach with induction chemotherapy, followed by surgical resection, radiation therapy, and consolidation chemotherapy for unresectable malignant thymomas: final report[J]. Lung Cancer, 2004, 44(3): 369-379.

[8] Yokoi K, Matsuguma H, Nakahara R, et al. Multidisciplinary treatment for advanced invasive thymoma with cisplatin, doxorubicin, and methylprednisolone[J]. J. Thorac. Oncol., 2007, 2(1): 73-78.

[9] Chu R F, Hussien A, Li Q K, et al. Radiologic response of chemotherapy alone versus radiation and chemotherapy in the treatment of locally-advanced or advanced thymic epithelial tumors[J]. Thorac. Cancer, 2020, 11(10): 2924-2931.

[10] Wright C D, Choi N C, Wain J C, et al. Induction chemoradiotherapy followed by resection for locally advanced Masaoka stage Ⅲ and ⅣA thymic tumors[J]. Ann. Thorac. Surg., 2008, 85(2): 385-389.

[11] Wang C L, Lv C X, Gao L T, et al. Surgical resection after neoadjuvant concurrent chemoradiotherapy for stage Ⅲ invasive thymic tumor: a phase Ⅱ prospective clinical trial[J]. 2015, 35(2): 190-196,204.

[12] Zhang Y, Li Z, Chen Y, et al. Induction strategy for locally advanced thymoma[J]. Front. Oncol., 2021, 11:704220.

[13] Zhang Y, Lin D, Aramini B, et al. Thymoma and thymic carcinoma: surgical resection and multidisciplinary treatment[J]. Cancers (Basel), 2023, 15(7):1953.

[14] Cho J, Kim H S, Ku B M, et al. Pembrolizumab for patients with refractory or relapsed thymic epithelial tumor: an open-label phase Ⅱ trial[J]. J. Clin. Oncol., 2019, 37(24): 2162-2170.

[15] Rajan A, Heery C R, Thomas A, et al. Efficacy and tolerability of anti-programmed death-ligand 1 (PD-L1) antibody (Avelumab) treatment in advanced thymoma[J]. J. Immunother. Cancer, 2019, 7(1): 269.

[16] Sato J, Satouchi M, Itoh S, et al. Lenvatinib in patients with advanced or metastatic thymic carcinoma (REMORA): a multicentre, phase 2 trial[J]. Lancet Oncol., 2020, 21(6): 843-850.

[17] Hu B, Rong H, Han Y, et al. Do thymic malignancies respond to target therapies?[J]. Interact. Cardiovasc. Thorac. Surg., 2015, 20(6): 855-859.

[18] Tavakoli I, Turner S R, Diaz-gutierrez I. Presurgical radiation and chemotherapy in preparation for thoracic tumor resection[J]. Curr. Opin. Anaesthesiol., 2023, 36(1): 74-82.

[19] Ganguli M P, Thomas J, Kile M R, et al. A 20.5 cm malignant peripheral nerve sheath tumor of the anterior mediastinum showing response to neoadjuvant therapy[J]. Cureus, 2022, 14(11): e31299.

[20] Falkson C B, Vella E T, Ellis P M, et al. Surgical, radiation, and systemic treatments of patients with thymic epithelial tumors: a systematic review[J]. J. Thorac. Oncol., 2023, 18(3): 299-312.

第十三章　胸腺肿瘤的精准治疗进展

胸腺上皮肿瘤(thymic epithelial tumors,TETs)是前纵隔最常见的上皮肿瘤,主要包括胸腺瘤、胸腺癌和神经内分泌胸腺肿瘤。[1,2]Masaoka分期和TNM分期是最常用的分期标准,对于治疗胸腺恶性肿瘤具有重要意义。胸腺肿瘤常伴有副肿瘤疾病,最常见为重症肌无力(myasthenia gravis,MG),大约38%的胸腺瘤患者患有MG,而胸腺癌和胸腺类癌患者的这一比例不超过5%。[3]MG对于肿瘤的早期发现有作用,大约20%的MG患者会出现胸腺瘤。大约5%合并MG的胸腺瘤患者还存在一种以上的副瘤综合征,包括纯红细胞再生障碍性贫血和低丙种球蛋白血症等。[4]

手术切除是治疗胸腺瘤和胸腺癌的主要方法,能否进行完整的手术切除是术后复发和生存的重要因素。[5]新兴治疗如靶向、免疫等亦在探索,虽然效果并非理想。[6]本章概述了当前胸腺肿瘤的手术、放射和综合治疗等的进展,并阐述合并MG胸腺瘤的治疗管理策略。

一、手术切除

手术切除仍然是TETs的主要治疗方法,旨在完全切除,包括肿瘤和所有附着结构、胸腺和受累淋巴结。[7]CT和MRI可以揭示肿瘤的位置大小以及肿瘤对邻近器官的侵袭性,而PET可以预测组织学特征,例如胸腺瘤亚型和胸腺癌,以及远处转移。若肿瘤累及大血管或转移至前纵隔或胸内淋巴结,则需要接受新辅助治疗。

(一)开放手术

入路的选择是手术成功的关键因素,最佳入路应提供足够的手术视野以实现肿瘤的完全切除。正中胸骨切开术被认为是进入纵隔以实现胸腺切除术或扩大胸腺切除术的金标准。然而,对于体积较大的肿瘤或肺门受累,其可能无法提供足够的手术视野,需要使用视频辅助手术来检查肿瘤或肺门后纵隔。最近描述了一种半蚌壳式切口(hemi-clamshell,HCS)方法,包括部分胸骨切开术和前外侧开胸术或完全正中胸骨切开术和侧开胸术,该方法为术者提供了良好的术野暴露。[8]HCS方法由Masaoka等人首先报道,已用于颈胸和纵隔病变的手术治疗。[9]HCS切口对于胸腺肿瘤患者的成功肺解剖切除非常有用,它可以从多个方向直接观察肿瘤、肺门以及叶间表面,并且也有利于切除弥漫性肿瘤。应根据肿瘤分期和大小、累及器官和胸腺肿瘤组织学以及外科医生的偏好和专业知识来选择不同的手术入径,当胸腺肿瘤侵犯颈段大静脉时,例如头臂静脉或锁骨下动脉,采用经胸骨柄骨肌间隙入路(transmanubrial osteomuscular-sparing approach,TMA)进行正中全胸骨切开可有效实现肿瘤完全切除。[10]采用TMA全胸骨切开术,可为远端颈胸交界处胸腺瘤提供比HCS入路更好的手术视野,还可采用HCS入路联合TMA切除侵犯颈胸交界及纵隔器官的巨大胸腺肿瘤。

(二) 微创手术

电视辅助胸腔镜手术(VATS)在胸腺肿瘤切除中越来越被广泛应用。已经报道有许多微创胸腺切除术式,包括右侧VATS胸腺切除术、左侧VATS胸腺切除术、双侧VATS胸腺切除术、剑突下胸腺切除术、剑突下单孔胸腺切除术和机器人胸腺切除术。配合胸骨悬吊,术者可以获得更广阔的手术视野。使用压力限制为6~8 mmHg的CO_2灌注,压缩同侧肺和纵隔,更好暴露无名静脉上方。[11]微创手术的优点包括更小的切口、减少术后疼痛、更早恢复日常活动、减少出血、减少并发症和缩短住院时间。

VATS胸腺切除术对于早期胸腺瘤是可行的,在不完全切除率、无复发生存率方面与开放手术相当[12],但对于直径大于5 cm或囊性胸腺瘤的患者则必须仔细考虑其适应证,以防止手术操作导致肿瘤复发。VATS难以暴露胸腺的上角或对侧边缘,导致常常只能行部分胸腺瘤切除术。胸腺癌切除术应采用正中胸骨切开进行,其可以完全切除前纵隔淋巴结。当PET-CT显示最大标准摄取值(SUV_{max})大于5时,高度怀疑高危胸腺瘤和胸腺癌,此时应首选经正中胸骨切开进行手术。

二、放射治疗

无法切除或不完全切除的浸润性胸腺肿瘤患者应接受放射治疗。[13]目前指南推荐依据放疗适应证和手术切除的完整性来确定术后放疗的剂量和分割方案。有前瞻性证据支持在完全切除的Masaoka I 期胸腺瘤中应避免行术后放疗(post-operative radiotherapy,PORT),然而,目前仍缺乏前瞻性证据来指导PORT在其他情况下的使用。根据欧洲肿瘤内科学会指南,Masaoka II 期患者在存在侵袭性组织学(B2/B3型)或广泛跨包膜侵犯的情况下可以接受PORT。[14]Masaoka III 期和 IV A 期胸腺瘤以及R1和R2切除患者亦建议进行PORT。对于胸腺癌,建议从 III 期到 IV A 期进行PORT,对于 II 期应考虑进行PORT,对于 I 期根治性切除患者是可选的。[14]对于病情局限的不可切除患者,放疗可以被视为标准方法,作为序贯放化疗策略的一部分。[14,15]

三、综合治疗

历史上,化疗被认为是晚期、不可切除TETs的治疗基石。然而,化疗也可被视为 II、III 和 IV A 期胸腺癌根治性切除以及R2切除后所有TETs的辅助治疗手段。此外,一些专家建议对R1切除的B3胸腺瘤进行辅助化疗。[16]

对于局部晚期TETs患者,通常在多学科讨论后建议进行基于顺铂的初次/诱导化疗。

这些多药化疗方案的缓解率为70%～80%，根治性切除率高达50%。[17]通常，在2～4个周期后进行重新评估可切除性。不幸的是，目前没有新辅助化疗与化疗-放疗联合的前瞻性比较试验，因此提及后一种治疗方案。

化疗是不可切除或转移性TETs的标准治疗方法，目前尚无随机试验比较不同化疗方案间的疗效差异。然而，基于其疗效和耐受性，顺铂、阿霉素和环磷酰胺的组合方案被认为是治疗胸腺瘤的首选方法，而卡铂加紫杉醇通常用于胸腺癌患者。[18]晚期胸腺瘤的二线治疗可以基于铂类双药、卡培他滨加吉西他滨的组合或单药化疗，缓解率为15%～40%。不适合化疗的患者可以单独使用奥曲肽治疗，或与泼尼松联合应用。[19]胸腺癌的二线化疗与胸腺瘤相似，但缓解率较低，仅5%～26%。

在生物制剂中，最有前途的似乎是依维莫司，该药物已在接受铂类预处理的TETs患者（包括胸腺瘤和胸腺癌）的Ⅱ期研究中进行评估，结果显示32名胸腺瘤患者的疾病控制率和中位无进展生存期（PFS）分别为93.8%和16.6个月，而胸腺癌患者的疾病控制率和中位PFS分别为61.1%和5.6个月。[20]

具有抗血管生成活性的多酪氨酸激酶抑制剂（例如舒尼替尼和乐伐替尼）在胸腺癌中显示出有意思的结果。在一项Ⅱ期试验中，舒尼替尼作为二线治疗对23名胸腺癌患者的缓解率为26%，中位PFS为7.2个月。而乐伐替尼对42名晚期胸腺癌患者（在REMORA Ⅱ期试验至少进行一种铂类化疗后进展）的缓解率为38%，中位PFS为9.3个月。[21,22]目前，舒尼替尼是晚期/转移性胸腺癌的二线治疗选择。

免疫检查点抑制剂（immune checkpoint inhibitors，ICIs）在被尝试用于TETs治疗。然而，胸腺瘤常伴随自身免疫性疾病和副肿瘤性免疫介导的综合征，与免疫系统存在复杂的相互作用。临床试验显示，ICIs在胸腺瘤治疗中具有良好的活性，但代价是严重的毒性。[23]Ⅱ期NIVOTHYM试验的第一个队列研究结果显示，纳武单抗对接受过治疗的TETs患者的6个月PFS率为35%，总体缓解率为12%。[24]值得注意的是，20%的患者因不良事件而停止治疗。第二个队列研究进行纳武单抗＋伊匹单抗联合用药，目前正在招募患者（clinicaltrials.gov：NCT03134118）。

四、合并重症肌无力胸腺瘤的治疗策略

重症肌无力（MG）是一种慢性自身免疫性疾病，约四分之一的患者在使用免疫抑制剂之前可以自发缓解。[25]MG的治疗策略基于疾病的严重程度，即眼部或全身表现，如果是后者，则根据症状的严重程度，特别是患者是否处于恶化或危象状态，另一个需要考虑因素是MG的血清学亚型。治疗的目标是实现完全缓解（无MG症状或体征）或MMS（定义为无症状但检查时某些肌肉轻度无力，主要表现为眼轮匝肌或髋屈曲）。[26]然而，很大一部分MG患者未能获得完全稳定的缓解，10%～13%的MG患者对不同的治疗方式不耐受[27]，女性和MuSK Ab$^+$患者多见[28]，改善难治性患者的功能和生活质量仍然是比实现MMS更现实的目标。

一些眼部重症肌无力患者，尤其是间歇性上睑下垂和轻度复视的患者，仅接受口服吡斯

的明治疗,可对某些不耐受或吡多斯的明耐药的眼部和全身病例使用特布他林2.5 mg,每天3次。吡斯的明治疗失败的眼部MG患者通常对口服泼尼松反应良好,达到缓解或最低症状状态后,泼尼松的剂量应缓慢减少,如果剂量超过7.5~10 mg/d或每隔一天15~20 mg仍出现症状复发,表明可使用"节约类固醇"药物。[29]眼部重症肌无力很少对类固醇和其他口服类固醇药物治疗无效,一些难治性病例已通过静脉注射甲泼尼龙、免疫球蛋白以及闭塞装置、棱镜、眼睑支撑、眼睑提拉和斜视手术等非药物治疗成功治疗。[30]

轻度全身性症状MG患者或可仅接受吡斯的明治疗,但大多数患者需要免疫调节治疗。应该指出的是,吡斯的明对于MuSK Ab+的MG患者通常无效或耐受性差。[31]我们建议年龄<50岁且发病时间<5年、全身性重症肌无力的AChR Ab+胸腺瘤患者进行胸腺切除术。MuSK Ab+患者不考虑胸腺切除术,并且其对双血清阴性患者的疗效尚未确定。泼尼松通常是全身性MG的一线免疫抑制治疗,考虑到病情恶化的可能性,延髓和呼吸储备较差的患者应首先接受血浆置换(plasma exchange,PLEX)或静脉免疫球蛋白(intravenous immuno-globulin,IVIG)治疗,然后再开始大剂量泼尼松(40~60 mg/d)。达到缓解或MMS后,开始缓慢减量。如果需要高剂量的泼尼松来预防复发,通常需添加"节约类固醇"药物(他克莫司2~4 mg/d)。

非类固醇免疫抑制剂可作为不适合类固醇治疗患者的一线单一疗法,例如有严重糖尿病、外周水肿或肥胖的患者。不建议使用超过一种口服免疫抑制剂加类固醇,这可导致免疫抑制相关副作用风险增加。使用两种口服免疫抑制剂无法良好控制症状或正在使用一种免疫抑制剂但需要频繁使用IVIG或PLEX(每年超过4次)的患者被认为是难治性MG[32],可使用依库丽单抗(仅在AChR Ab+病例)、利妥昔单抗(主要在MuSK Ab+病例)、维持IVIG(每2~4周0.5~1 g/kg)以及较低频率维持PLEX(间隔1~4周)治疗。全球首款FcRn拮抗剂efgartigimod可能对不同类型的MG都有效,但ADAPT研究仅在AChR Ab+患者中显示疗效,目前已批准用于该亚型。[33]Efgartigimod可用于有明显症状的MG患者,无论类固醇和免疫抑制治疗的状态如何。[33]由于潜在的严重不良反应,环磷酰胺和造血干细胞移植仅应考虑用于难治性、危及生命的MG患者。

(蔡杰、王让让)

参考文献

[1] Weis C A, Yao X P, Deng Y H, et al. The impact of thymoma histotype on prognosis in a worldwide database [J]. J. Thorac. Oncol., 2015,10(2):367-372.

[2] Galateau-Salle F, Churg A, Roggli V, et al. The 2015 World Health Organization Classification of Tumors of the Pleura: advances since the 2004 Classification [J]. J. Thorac. Oncol., 2016, 11(2): 142-154.

[3] Bernard C, Frih H, Pasquet F, et al. Thymoma associated with autoimmune diseases: 85 cases and literature review[J]. Autoimmun. Rev., 2016,15(1):82-92.

[4] Chen J, Yang Y B, Zhu D X, et al. Thymoma with pure red cell aplasia and Good's syndrome [J]. Ann. Thorac. Surg., 2011,91(5):1620-1622.

[5] Hamaji M, Allen M S, Cassivi S D, et al. The role of surgical management in recurrent thymic tumors

[J]. Ann. Thorac. Surg., 2012,94(1):247-254.

[6]　Conforti F, Pala L, Giaccone G, et al. Thymic epithelial tumors: from biology to treatment[J]. Cancer Treat Rev.,2020,86:102014.

[7]　Kondo K. Optimal therapy for thymoma[J]. J. Med. Invest., 2008,55(1/2):17-28.

[8]　Fujiwara A, Funaki S, Ose N,et al. Surgical resection for advanced thymic malignancy with pulmonary hilar invasion using hemi-clamshell approach[J]. J. Thorac. Dis., 2018,10(12):6475-6481.

[9]　Masaoka A, Ito Y, Yasumitsu T. Anterior approach for tumor of the superior sulcus[J]. J Thorac. Cardiovasc. Surg., 1979, 78(3): 413-415.

[10]　Haruki T, Wakahara M, Taniguchi Y, et al. Successful multimodality treatment for locally advanced primary thymic adenocarcinoma: report of a case[J]. J. Surg. Case Rep., 2016,2016(8):rjw148.

[11]　Petersen R H. Video-assisted thoracoscopic thymectomy using 5-mm ports and carbon dioxide insufflation [J]. Ann. Cardiothorac. Surg., 2016,5(1):51-55.

[12]　Agatsuma H, Yoshida K, Yoshino I, et al. Video-assisted thoracic surgery thymectomy versus sternotomy thymectomy in patients with thymoma[J].Ann. Thorac. Surg., 2017,104(3):1047-1053.

[13]　Gomez D, Komaki R, Yu J, et al. Radiation therapy definitions and reporting guidelines for thymic malignancies[J]. J. Thorac. Oncol., 2011,(7 Suppl 3):S1743-1748.

[14]　Girard N, Ruffini E, Marx A,et al. Thymic epithelial tumours: ESMO clinical practice guidelines for diagnosis, treatment and follow-up[J]. Ann. Oncol., 2015,26(5):40-55.

[15]　Loehrer P J, Chen M, Kim K,et al. Cisplatin, doxorubicin, and cyclophosphamide plus thoracic radiation therapy for limited-stage unresectable thymoma: an intergroup trial[J]. J. Clin. Oncol., 1997, 15(9): 3093-3099.

[16]　Zucali P A, de Vincenzo F, Perrino M, et al. Systemic treatments for thymic tumors: a narrative review[J]. Mediastinum,2021,5:24.

[17]　Rea F, Sartori F, Loy M, et al. Chemotherapy and operation for invasive thymoma[J]. J. Thorac. Cardiovasc. Surg., 1993,106(3):543-549.

[18]　Loehrer P J, Kim K, Aisner S C,et al. Cisplatin plus doxorubicin plus cyclophosphamide in metastatic or recurrent thymoma: final results of an intergroup trial. The Eastern Cooperative Oncology Group, Southwest Oncology Group, and Southeastern Cancer Study Group[J]. J. Clin. Oncol., 1994,12(6): 1164-1168.

[19]　Palmieri G, Montella L, Martignetti A, et al. Somatostatin analogs and prednisone in advanced refractory thymic tumors[J]. Cancer, 2002, 94(5):1414-1420.

[20]　Zucali P A, De Pas T, Palmieri G,et al. Phase Ⅱ study of everolimus in patients with thymoma and thymic carcinoma previously treated with cisplatin-based chemotherapy [J].J. Clin. Oncol., 2018, 36 (4):342-349.

[21]　Thomas A, Rajan A, Berman A, et al. Sunitinib in patients with chemotherapy-refractory thymoma and thymic carcinoma: an open-label phase 2 trial[J]. Lancet Oncol., 2015,16(2):177-186.

[22]　Sato J, Satouchi M, Itoh S,et al. Lenvatinib in patients with advanced or metastatic thymic carcinoma (REMORA): a multicentre, phase 2 trial[J]. Lancet Oncol., 2020,21(6):843-850.

[23]　Ballman M, Zhao C, McAdams M J, et al. Immunotherapy for management of thymic epithelial tumors: a double-edged sword[J]. Cancers (Basel), 2022,14(9):2060.

[24]　Girard N, Aix S P, Cedres S, et al. Efficacy and safety of nivolumab for patients with pre-treated type B3 thymoma and thymic carcinoma: results from the EORTC-ETOP NIVOTHYM phase Ⅱ trial[J].

ESMO Open, 2023, 8(3):101576.

[25] Oosterhuis H J. The natural course of myasthenia gravis: a long term follow up study[J]. J. Neurol. Neurosurg. Psychiatry, 1989, 52(10):1121-1127.

[26] Farmakidis C, Pasnoor M, Dimachkie M M, et al. Treatment of myasthenia gravis[J]. Neurol. Clin., 2018, 36(2):311-337.

[27] Mantegazza R, Antozzi C. When myasthenia gravis is deemed refractory: clinical signposts and treatment strategies[J]. Ther. Adv. Neurol. Disord., 2018, 11(1):1.

[28] Buzzard K A, Meyer N J, Hardy T A, et al. Induction intravenous cyclophosphamide followed by maintenance oral immunosuppression in refractory myasthenia gravis[J]. Muscle Nerve., 2015, 52(2):204-210.

[29] Sussman J, Farrugia M E, Maddison P, et al. Myasthenia gravis: association of british neurologists' management guidelines[J]. Pract. Neurol., 2015, 15(3):199-206.

[30] Haines S R, Thurtell M J. Treatment of ocular myasthenia gravis[J]. Curr. Treat. Options Neurol., 2012, 14(1):103-112.

[31] Sanders D B, Wolfe G I, Benatar M, et al. International consensus guidance for management of myasthenia gravis: executive summary[J]. Neurology, 2016, 87(4):419-425.

[32] Howard J F Jr, Utsugisawa K, Benatar M, et al. Safety and efficacy of eculizumab in anti-acetylcholine receptor antibody-positive refractory generalised myasthenia gravis (REGAIN): a phase 3, randomised, double-blind, placebo-controlled, multicentre study[J]. Lancet Neurol., 2017, 16(12):976-986.

[33] Howard J F Jr, Bril V, Vu T, et al. Safety, efficacy, and tolerability of efgartigimod in patients with generalised myasthenia gravis (ADAPT): a multicentre, randomised, placebo-controlled, phase 3 trial[J]. Lancet Neurol., 2021, 20(7):526-536.

第十四章　胸壁肿瘤的精准外科治疗进展

　　胸壁肿瘤是指生长在胸骨、肋骨、胸壁皮肤及皮下软组织的肿瘤,可向胸腔内或(和)胸壁外生长。胸壁肿瘤可分为原发性与继发性肿瘤,良性、恶性及交界性肿瘤。绝大多数的胸壁肿瘤缺乏特异性早期临床症状,容易导致临床上的漏诊与误诊,常通过胸片、CT等检查发现。既往我们首选扩大切除肿瘤以及周围累及的软组织以及骨组织等,但近年来研究发现单纯扩大切除并不适用于所有胸壁肿瘤,在某些病例中可能导致胸壁软化、呼吸衰竭、循环衰竭。随着基础及临床相关研究的深入,免疫、靶向以及化疗药物不断得以研发及使用、针对胸壁肿瘤切除后的个性化定制修复材料不断被应用于临床,胸壁患者的预后以及生存质量得到较大改善。现就目前胸壁肿瘤的精准外科治疗,特别是胸壁肿瘤的重建做一综述。

一、胸壁肿瘤的诊断及分类

　　绝大多数的胸壁肿瘤早期无明显特异症状,其中浅表胸壁肿瘤可出现肉眼可见或手可触及的肿块,深部胸壁肿瘤可出现持续性胸壁疼痛,部分患者以偶然发现的胸壁肿块而就诊。常见的辅助检查包括胸片、CT、MRI、PET-CT、穿刺活检等。临床上常首选胸部增强CT,以评估肿瘤的部位、侵及范围、骨质破坏程度、肿瘤与周围组织的关系以及肿瘤血供等。必要时可采用断层血供造影术进一步评估血供侵犯及肿瘤血供情况,为手术方案的制定提供信息。MRI可进一步评估肿瘤与周围组织的关系以及肿块内部的情况,而PET-CT可了解肿瘤的代谢情况,初步评估肿瘤的良恶性,同时还可明确是否存在远处转移。CT或B超引导下的穿刺活检及病理学诊断可为术前诊断及手术方案的制定提供依据。[1,2]

二、胸壁肿瘤的外科治疗

(一)肿瘤切除

　　目前,胸壁肿瘤的治疗仍以外科手术为主。常见的胸壁良性肿瘤包括纤维瘤、脂肪瘤、软骨瘤、骨软骨瘤、骨囊肿等。大多数的胸壁良性肿瘤预后较好,完整切除肿瘤以及邻近的部分正常组织即可。部分易复发的良性肿瘤或交界性肿瘤需要扩大切除范围,比如侵袭性纤维瘤应扩大切除范围至肿瘤边缘1cm。[3]由于胸壁肿瘤常含有钙化组织,术中冰冻常难以明确胸壁肿瘤特别是胸壁骨肿瘤的病理类型。因此有学者认为即使术前考虑良性肿瘤,也应扩大切除范围至肿瘤边缘2 cm,以降低临床复发风险。[4]

常见的原发性胸壁恶性肿瘤包括软骨肉瘤、纤维肉瘤、骨肉瘤等。大多数的胸外科医生认为原发性恶性胸壁肿瘤应完整切除肿瘤及周围组织,保证切缘阴性,达到根治性切除的目标。切除范围包括受累皮肤、皮下组织、肌肉、骨、胸膜、瘤体等。若肿瘤累及肋骨,应切除受侵犯的肋骨以及正常肋骨上下各一根,并包括邻近软组织。若肿瘤累及胸骨,应切除胸骨以及距肿瘤2~3 cm的肋骨,并包括邻近软组织,但应尽可能多保留胸骨。[5]若肿瘤累及邻近肺组织,应根据情况加做肺楔形或肺叶切除术[6]。根治性切除能显著降低肿瘤复发率、延长患者生存时间、提高生活质量,但在切缘距离上目前仍有争议。King等学者认为胸壁肿瘤的切缘距离应为4 cm,并认为需要切除肿瘤边缘的上下一根肋骨。[7]Aragon等学者研究发现切缘距肿瘤2 cm与4 cm的患者的总生存时间、复发率以及预后无显著差异。[8]Park等学者认为切缘距肿瘤1.5 cm亦可获得满意的临床预后。在临床中,部分较大肿瘤很难实现根治性切除。[9]为了根治性切除,往往需要切除心包、胸腺、大血管、脊柱等重要器官,切除后将面临重建困难甚至不能重建的尴尬局面。因此,部分切除后无法重建的病例,可以允许肿瘤切缘阳性,并在术后辅以放疗等非手术治疗。

转移性胸壁肿瘤常见于骨肉瘤、肾癌、胃肠道腺癌等恶性肿瘤的远处转移。临床上,转移性胸壁肿瘤的患病率比原发性胸壁肿瘤更高。由于转移性胸壁肿瘤是其他部位恶性肿瘤的远处转移,部分胸外科医生认为此类患者应以非手术治疗为主。[6]但有研究表明,在原发肿瘤或其他转移肿瘤控制良好情况下对转移性胸壁肿瘤实施根治性切除能使患者获得更长的生存时间及更高的生存质量。[10]

对于肺癌或乳腺癌侵及胸壁者应综合评估后决定。对于侵犯胸壁的非小细胞肺癌患者,完整切除受累胸壁并重建大多可以实现,但有研究表明单纯扩大切除受累胸壁并不能显著提高肺癌患者的预后。[11]乳腺癌侵及胸壁者应先接受新辅助治疗,治疗完成后接受乳腺癌切除术时,如果术中冰冻证实有癌细胞残留则需要行胸壁切除。

(二)胸壁重建

一般来说,切除胸壁肿瘤及周围部分正常组织后需要对这些结构进行重建,以达到恢复胸廓稳定性和维持心肺功能的目的。根据重建的内容,胸壁重建可分为软组织重建及骨性重建,一般需先行骨性重建。目前尚无关于胸壁骨性重建适应证的共识。[6]一般学者认为当前外侧胸壁缺损面积较大、胸骨缺损影响胸壁连续性、肋骨连续缺损3根及以上时需要胸壁骨性重建防止胸壁软化以及反常呼吸;肩胛下角处的骨性缺损无论大小也需要重建以防止影响肩胛下角活动造成卡压。[12]也有部分学者认为,所有胸壁肿瘤切除后均应积极胸壁重建。[13]

用于骨性胸壁重建的材料可有自体骨、异体骨、人工材料等。自体骨是最理想的重建材料,但来源有限,严重限制其临床应用。同种异体骨在经过灭菌和脱钙等一系列处理亦可用于胸壁重建,但此类材料制备复杂、费用较贵。近年来,随着材料科学的发展,多种生物可降解和不可降解的材料均不断被应用于胸壁重建。常见的可降解材料是有聚对二氧杂环己酮,该材料降解速度与组织再生速度的匹配度高、机械强度适中、炎症反应轻,但由于加工技术要求高,目前此材料尚无广泛使用。[14]在临床上使用更多的是非降解材料,比如人工合成补片、钛合金材料等。人工合成补片柔韧性强,可塑性高,生物相容性好,临床应用广泛,此类材料包括聚丙烯补片、聚四氟乙烯补片、涤纶布补片等。[15]钛合金材料理化性质稳定,可根据胸壁缺损情况制备成特定性状的植入物,即可一定程度上适应不同类型及面积的胸壁缺损重建。[16]

胸壁缺损一般为不规则形状,类型及大小也各不相同,统一生产的人工材料无法满足各类胸壁缺损重建的要求。为了解决上述问题,胸外科医生正积极地将3D打印技术联合新材料应用于各类胸壁重建中。[17]其中最常见的重建方案是3D打印钛合金肋骨与胸骨。和普通钛合金植入相比,个性化定制的肋骨和胸骨能恢复胸壁结构及胸廓的解剖学形态,能适应各类复杂的胸壁缺损,且不易出现植入物脱位和移位等并发症。[18]为了更贴近胸廓的正常呼吸运动,学者们在胸肋区域采用了弹性钛合金、可伸缩结构、"折叠模式"或"弹簧状设计"等方案,使植入物成为一个动态系统,有效降低了呼吸疼痛、通气功能障碍(限制性)、肺不张等风险,最终提高了患者的生活质量。[8,19,20]同时,学者们也在探索将聚醚醚酮进行3D打印用于胸壁重建。聚醚醚酮是一种生物惰性材料,弹性模量与骨接近,X线可透,生物兼容性好,已经在脊柱融合、颅骨缺损修补和牙科植入物等领域得到广泛应用,但目前3D打印聚醚醚酮在胸壁重建中的研究相对较少。[21]

三、胸壁肿瘤的非手术治疗

(一) 化疗

化疗可用于部分胸壁恶性肿瘤患者。对于肿瘤直径大于5 cm的高风险(Ⅲ级)胸壁软组织肉瘤,术前化疗可减小胸壁软组织肉瘤的体积,使得手术简单、患者损伤更小,而术后化疗对部分患者可一定程度上延长生存期。研究显示化疗时间(术前或术后)及是否多药联合化疗对总体研究人群的总生存期并无影响,但对于肿瘤直径大于5 cm、接受放疗、年龄大于70岁、非裔美国人的软组织肉瘤患者,多药联合化疗可提高生存期。[22]而最新的一项多中心研究指出新辅助化疗对肿瘤直径大于5 cm的高风险(Ⅲ级)胸壁软组织肉瘤患者的生存并无影响。[23]因此化疗对于胸壁软组织肉瘤的治疗效果及方案仍有争议。

胸壁骨肉瘤的主流手段是手术切除联合化疗,其化疗方案主要是阿霉素＋顺铂＋甲氨蝶呤的联合疗法,该联合化疗方案可显著延长患者的总生存率。[24,25]胸壁的软骨肉瘤对化疗不敏感,手术切除是其主要治疗手段。[26]胸壁的尤因肉瘤常先行新辅助化疗再行手术切除。[27]

(二) 靶向治疗

靶向治疗是通过针对肿瘤中特定基因或信号通路杀死肿瘤的治疗方法。帕唑帕尼靶向血管内皮生长因子受体(VEGFR),通过抑制肿瘤内新生血管形成达到治疗肿瘤的作用。Cesen等学者研究发现仅一个治疗周期的帕唑帕尼就可延长患者的中位无进展生存期。[28]安罗替尼靶向多种酪氨酸激酶,能有效抑制VEGFR、PDGFR、FGFR、c-Kit等激酶,具有抗肿瘤血管生成及抑制肿瘤的效果。安罗替尼可用于多种组织类型的晚期软组织肉瘤,用药12周后无进展生成率为68%。他泽司他靶向EZH2,已被FDA批准用于局部高级别或转移性表皮肉瘤、姑息性上皮样肉瘤等的治疗。[29]酪氨酸激酶抑制剂(如阿帕替尼、卡博替尼、乐伐替尼、瑞戈非尼及索拉非尼等)可用于骨肉瘤的治疗。[30]

(三)免疫治疗

免疫治疗是通过激活自身免疫系统杀死肿瘤的治疗方法。纳武单抗是一种抗PD-1的单克隆抗体,通过阻断PD-1与其配体的结合恢复T细胞的抗肿瘤效果。纳武单抗联合舒尼替尼在晚期软组织肉瘤患者中有较好疗效,且毒性可控。[31]而结合能力更强的PD-1抑制剂,帕博利珠单抗,作为单药在多种肉瘤中的整体反应率约为17%,3个月无进展生存期为55%。但有研究表明,帕博利珠单抗对尤文氏肉瘤无显著治疗效果。[32]伊匹单抗是一种抗CTLA-4的单克隆抗体。纳武单抗和伊匹单抗联合应用在某些特定肉瘤亚型(多形性肉瘤、黏液纤维肉瘤、平滑肌肉瘤和血管肉瘤)中有较好疗效。[33]

(四)放射性治疗

放射性治疗是通过高能量射线杀死肿瘤的治疗方法。放疗是胸壁孤立性浆细胞瘤的主要治疗方式。[27]放疗对软骨肉瘤的效果较差,仅用于切缘阳性或者无法切除的患者。但有研究表明,对于未分化软骨肉瘤,放疗可以提高患者总生存率,是独立保护因素。[34]放疗是软组织肉瘤的重要治疗方式,特别是在无法切除、切缘阳性、局部复发的软组织肉瘤病灶。已有研究表明,放疗对侵袭性纤维瘤有较好的局部控制率。[35]放疗在滑膜肉瘤、横纹肌肉瘤、纤维肉瘤等中也有相关应用。[36,37]

(蔡杰、艾雪峰)

参考文献

[1] Cetinkaya O A, Celik S U, Kalem M, et al. Clinical characteristics and surgical outcomes of limb-sparing surgery with vascular reconstruction for soft tissue sarcomas[J]. Ann. Vasc. Surg., 2019, 56: 73-80.

[2] Wu G, Yang H, Li H. Feeding arteries and arteriovenous shunt for discrimination of soft tissue tumors[J]. Medicine, 2019, 98(27): e16346.

[3] Seder C W, Rocco G. Chest wall reconstruction after extended resection[J]. J. Thorac. Dis., 2016, 8(Suppl 11): S863-S871.

[4] Foroulis C N, Kleontas A D, Tagarakis G, et al. Massive chest wall resection and reconstruction for malignant disease[J]. Onco. Targets Ther., 2016, 9: 2349-2358.

[5] 中国医师协会胸外科医师分会.胸壁肿瘤切除及胸壁重建手术中国专家共识(2018版)[J].中国胸心血管外科临床杂志, 2019, 26(1): 1-7.

[6] 雷雨,秦治明.胸壁肿瘤外科治疗与胸壁重建研究进展[J].现代医学与健康研究电子杂志, 2020, 4(2): 4.

[7] King R M, Pairolero P C, Trastek V F, et al. Primary chest wall tumors: factors affecting survival[J]. Ann. Thorac. Surg., 1986, 41(6): 597-601.

[8] Aragón J, Pérez M I. Dynamic 3D printed titanium copy prosthesis: a novel design for large chest wall

resection and reconstruction[J].J. Thorac. Dis., 2016, 8(6)：E385-389.

[9] Park I, Shin S, Kim H K, et al. Primary chest wall sarcoma：surgical outcomes and prognostic factors [J]. Korean J. Thorac. Cardiovasc. Surg., 2019,52(5)：360-367.

[10] Mazzaferro D, Song P, Massand S, et al. The omental free flap-a review of usage and physiology[J]. J. Reconstr. Microsurg., 2018, 34(3):151-169.

[11] Leuzzi G, Nachira D, Cesario A, et al. Chest wall tumors and prosthetic reconstruction：a comparative analysis on functional outcome[J].. Thorac. Cancer, 2015, 6(3):247-254.

[12] Makarawo T P, Reynolds R A, Cullen M L. Polylactide bioabsorbable struts for chest wall reconstruction in a pediatric patient[J]. Ann. Thorac. Surg., 2015, 99(2)：689-691.

[13] 鹤陈,孙浩男,赵志龙.胸壁肿瘤的治疗进展[J].临床医学进展,2022,12(5)：9.

[14] 贾挺挺,陈思琪,郭敏杰.聚对二氧环己酮的应用研究进展[J].化学研究与应用,2018,30(11)：6.

[15] 杜荣旭,俞楠泽,龙笑,等.胸壁重建材料的应用进展[J].中国医学科学院学报,2018,40(2):5.

[16] Tamburini N, Grossi W, Sanna S, et al. Chest wall reconstruction using a new titanium mesh：a multi-centers experience[J]. J. Thorac. Dis.,2019, 11(8):3459-3466.

[17] 成欣,金健.3D打印用于胸壁重建的最新研究进展[J].海南医学, 2019, 30(22):4.

[18] Akif T, Kuthan K, Ersin S, et al. Reconstruction with a patient-specific titanium implant after a wide anterior chest wall resection[J]. Interact. Cardiovasc. Thorac. Surg., 2014. 18(2):234-236.

[19] Wang L, Cao T, Li X, et al. Three-dimensional printing titanium ribs for complex reconstruction after extensive posterolateral chest wall resection in lung cancer[J]. J. Thorac. Cardiovasc. Surg., 2016, 152(1):e5-e7.

[20] Moradiellos J, Amor S, Cordoba M, et al. Functional chest wall reconstruction with a biomechanical three-dimensionally printed implant[J]. Ann. Thorac. Surg., 2017,103(4):e389-e391.

[21] Wang L, Huang L, Li X, et al. Three-dimensional printing PEEK implant：a novel choice for the reconstruction of chest wall defect[J]. Ann. Thorac. Surg., 2019, 107(3)：921-928.

[22] Graham D S, van Dams R, Jackson N J, et al. Chemotherapy and survival in patients with primary high-grade extremity and trunk soft tissue sarcoma[J]. Cancers (Basel), 2020,12(9).

[23] Gronchi A, Palmerini E, Quagliuolo V, et al. Neoadjuvant chemotherapy in high-risk soft tissue sarcomas：final results of a randomized trial from Italian (ISG), Spanish (GEIS), French (FSG), and Polish (PSG) Sarcoma Groups[J]. J. Clin. Oncol., 2020, 38(19)：2178-2186.

[24] Marina N M, Smeland S, Bielack S S, et al. Comparison of MAPIE versus MAP in patients with a poor response to preoperative chemotherapy for newly diagnosed high-grade osteosarcoma (EURAMOS-1)：an open-label, international, randomised controlled trial[J]. Lancet Oncol., 2016, 17(10)：1396-1408.

[25] Lilienthal I, Herold N. Targeting molecular mechanisms underlying treatment efficacy and resistance in osteosarcoma：a review of current and future strategies[J]. Int. J. Mol. Sci., 2020, 21(18):6885.

[26] Sun X J, Chen Y P, Yu H P, et al. Anti-miRNA oligonucleotide therapy for chondrosarcoma[J]. Mol. Cancer Ther., 2019, 18(11)：2021-2029.

[27] Shields T W, Locicero J, Ponn R B, et al. General Thoracic Surgery[M]. 11 ed. Philadelphia: Lippincott Williams, 2011.

[28] Cesne A L, Bauer S, Demetri G D,et al. Safety and efficacy of Pazopanib in advanced soft tissue sarcoma：PALETTE (EORTC 62072) subgroup analyses[J]. BMC Cancer, 2019, 19(1)：794.

[29] Italiano A, Soria J C, Toulmonde M, et al. Tazemetostat, an EZH2 inhibitor, in relapsed or refractory

B-cell non-Hodgkin lymphoma and advanced solid tumours: a first-in-human, open-label, phase 1 study [J]. Lancet Oncol., 2018,19(5):649-659.

[30] Tian Z C, Niu X H, Yao W T. Receptor tyrosine kinases in osteosarcoma treatment: which is the key target?[J]. Front Oncol., 2020, 10: 1642.

[31] Javier Martín-Broto, Hindi N, Grignani G, et al.Nivolumab and sunitinib combination in advanced soft tissue sarcomas: a multicenter, single-arm, phase Ⅰb/Ⅱ trial[J].J. Immunother. Cancer, 2020,8(2): e001561.

[32] Tawbi H A, Burgess M, Bolejack V, et al. Pembrolizumab in advanced soft-tissue sarcoma and bone sarcoma (SARC028): a multicentre, two-cohort, single-arm, open-label, phase 2 trial[J]. Lancet Oncol., 2017, 18(11):1493-1501.

[33] Toulmonde M, Penel N, Adam J, et al. Use of PD-1 targeting, macrophage infiltration, and IDO pathway activation in sarcomas: a Phase 2 clinical trial[J]. JAMA Oncol., 2018, 4(1):93-97.

[34] Gao Z Y, Lu T, Song H, et al. Prognostic factors and treatment options for patients with high-grade chondrosarcoma[J]. Med. Sci. Monit., 2019, 25: 8952-8967.

[35] Hee C S, In Y H, Hyun K S, et al. Optimal radiotherapy strategy for primary or recurrent fibromatosis and long-term results[J].PLoS One, 2018, 13(5):e0198134.

[36] Hung J J, Chou T Y, Sun C H, et al. Primary synovial sarcoma of the posterior chest wall[J]. Ann. Thorac. Surg., 2008, 85(6): 2120-2122.

[37] Cipriano A, Burfeind W J. Management of primary soft tissue tumors of the chest wall[J]. Thorac. Surg. Clin., 2017,27(2): 139-147.

第十五章　恶性胸膜间皮瘤的精准治疗进展

胸膜间皮瘤分为局限型和弥漫型，弥漫型胸膜间皮瘤均为恶性，因此又称为恶性胸膜间皮瘤(malignant pleural mesothelioma，MPM)。MPM是一种罕见的起源于胸膜间皮的原发肿瘤，起病隐匿、潜伏期长且恶性程度高，病因与接触石棉有关。恶性胸膜间皮瘤的生存率很低，5年生存率仅为5％～10％[1]，新的治疗方法仍在持续探索。在本章的内容中，我们将讨论MPM的最新治疗进展以及未来展望。

一、MPM的外科治疗进展

早期MPM通常是无症状的，很难被发现。对于少数早期患者，在进行了详细的术前分期、体能状态和心肺储备评估后，可进行手术和放射治疗。MPM手术治疗的目标是切除所有肉眼可见或可触及的肿瘤，即完全肿瘤细胞减灭术。在不能彻底切除肉眼所见肿瘤的情况下，如多部位胸壁侵犯，则应中止手术。MPM的手术切除方式主要有：① 胸膜切除术或剥脱术(pleurectomy/decortication，P/D)，彻底切除受累胸膜及所有肿瘤组织；② 胸膜外全肺切除术(extrapleural pneumonectomy，EPP)，大范围切除受累胸膜、肺、同侧膈肌和心包。P/D和EPP均旨在切除肉眼可见或可触及的肿瘤，应切除至少3组的纵隔淋巴结，但两者均难以达到R0切除。因缺乏大型随机对照临床试验的结果，MPM术式的选择存在争议。NCCN指南指出：对于早期疾病(病变限于胸膜，没有N2淋巴结转移)，组织学类型为上皮样的高风险患者，P/D可能比EPP更安全；如果存在N2淋巴结转移，仅在MPM专业中心开展的临床研究中考虑手术切除治疗。

EPP是最常见的手术方法，其5年生存率为14％，中位生存期为18个月。[2]然而，一项随机试验表明，行EPP手术组的患者总生存期更短，并发症发生率更高(包括再次手术、心肺并发症、感染、肺炎、腹水、疼痛和死亡)。[3]部分胸膜切除术(partial pleurectomy，PP)是最不彻底的手术选择，不仅没有更好的生存率(PP的1年生存率为52％，而滑石粉胸膜固定术的1年生存率为57％)，而且会带来更多的并发症和更长的住院时间。[4]因此，MARS2试验正在研究扩大胸膜切除-剥脱术(extended pleurectomy decortication，EPD)是否为唯一的根治性手术选择。[5]

恶性胸腔积液(malignant pleural effusion，MPE)是MPM的常见并发症，胸膜固定术是一种促进脏层和壁层胸膜粘连的手术，可防止积液再次积聚，并改善症状，从而减少因胸腔穿刺术而反复住院的需求。胸膜固定术可以通过化学硬化剂或者在胸腔镜检查或开胸手术中物理磨损胸膜表面来完成。在用于胸膜固定术的各种硬化剂中,滑石粉被认为是最有效的。滑石粉胸膜固定术可以有效缓解 MPE 的症状。NCCN 指南建议:对于不可手术的患者,如果需要处理胸腔积液,推荐使用滑石粉胸膜固定术或胸膜导管引流;对于有可能手术的患者,则首选引流。在支持治疗中,滑石粉胸膜固定术可有效预防胸腔积液复发,但需要充分扩张肺。

二、MPM 的放射治疗进展

放疗的临床试验数据也很有限,尚未证明对生存率有所改善。例如,在Ⅱ期 SAKK 17/04 试验中,MPM 患者新辅助化疗和胸膜外肺切除术后进行半胸放疗,放疗组中位生存期为 19.3 个月,与未放疗组的 20.8 个月相比,并无生存获益。[6]

三、MPM 内科治疗进展

对于无法切除的 MPM,目前治疗方式主要为内科治疗。目前 MPM 治疗方式主要为化疗,但疗效不佳,大部分患者发现时已为晚期,且术后局部复发、并发症和远处转移发生率较高。研究发现将靶向药物加入 MPM 化疗中能够取得较好疗效,本研究将 MPM 内科治疗的相关研究进展讨论如下:

(一) 化疗

大多数 MPM 患者发现时已不适合手术或放射等局部治疗,则需进行包括化疗在内的全身综合治疗。第一个标准化疗方案由Ⅲ期 EMPHACIS 研究确定,其表明顺铂联合培美曲塞组的中位总生存期(12.1 个月)长于单用顺铂组(9.3 个月),该方案 2004 年获得美国食品药品监督管理局(Food and Drug Administration,FDA)的批准。[7]同样,顺铂联合雷替曲塞也被证明优于单用顺铂。[8]当前,化疗则较多作为基础疗法,与靶向、免疫等其他疗法联合应用。

(二) 靶向治疗

部分研究已尝试靶向血管生成治疗,但结果好坏参半。多激酶抑制剂如西地尼布(靶向 VEGFR1-3、c-Kit 和 PDGFR-β)和尼达尼布(靶向 VEGFR1-3、FGFR1-3、PDGFRα/β 和 Src 家族)与化疗联用时,最初似乎有效,但最终因药物毒性和缺乏可重复性而受到应用限制。[9,10]Ⅲ期 MAPS 试验取得较积极结果,与单独化疗相比,人源化抗 VEGF-A 单克隆抗体贝伐珠单抗与化疗联用时,可提高中位总生存期(16.1 个月提高至 18.8 个月)。[11]目前,贝伐珠单抗已被美国国家综合癌症网络(NCCN)列为不可切除 MPM 的一线治疗药物,尽管它尚未获得 FDA 批准。

（三）免疫治疗

免疫检查点抑制剂（ICIs）在多个实体瘤取得良好效果，是一个富有希望、具有革命性意义的治疗策略。多项研究表明ICIs对间皮瘤也有临床获益。虽然Ⅲ期PROMISE-Meso试验未显示派姆单抗（K药）相对于标准化疗对复发MPM有生存获益[12]，但Ⅲ期CONFIRM试验发现纳武单抗（O药）相对于安慰剂对复发MPM有生存获益（总生存期6.9个月提高至10.2个月）。[13]Ⅲ期CheckMate 743试验进一步验证了将ICIs纳入MPM治疗的论点，该试验发现，在未经治疗、不可切除的MPM患者中，O药/伊匹单抗联用与化疗相比，可提高总生存期（14.1个月提高至18.1个月）。[14]因此，该方案被FDA批准用于一线治疗，表明MPM治疗取得了重大进展。此外，Ⅱ期DREAM研究发现，对未经治疗的MPM患者，在化疗期间或之后给予德瓦鲁单抗（Ⅰ药）可导致57％的患者实现6个月内无进展生存，中位总生存期为18.4个月，相关Ⅲ期研究正在进行。[15]这些积极结果将表明ICIs治疗和化疗之间的协同作用，该联合方案已成为其他胸部恶性肿瘤如小细胞肺癌和非小细胞肺癌的标准疗法。

同样，化疗、抗血管生成治疗和ICIs治疗之间的协同作用亦被研究，尽管MAPS和RAMES试验已显示抗血管生成治疗与化疗联用的生存获益。BEAT-meso试验正在研究对MPMs患者在化疗和贝伐单抗的基础上添加免疫疗法，与单独使用化疗和贝伐单抗相比，是否可以改善预后。[16]该项目预计在2024年完成多中心、随机、Ⅲ期研究。

基因工程嵌合抗原受体T（chimeric antigen receptor T，CAR-T）细胞疗法是免疫治疗的另一关键方法，已在血液恶性肿瘤中取得了成功。MPM的最初CAR-T细胞疗法是靶向肿瘤相关抗原间皮素，但由于可能引起致命的过敏反应，导致其无法在临床广泛使用。[17]另一方面，人们发现PD-1表达会抑制CAR-T细胞功能，而应用K药阻断PD-1则会增强CAR-T细胞功能。[18]基于此发现，一项临床试验评估在MPM患者中联合应用CAR-T与K药治疗，结果显示患者的中位总生存期达到23.9个月[19]，这表明CAR-T细胞疗法在MPM治疗中具有广阔前景。

训练树突状细胞（dendritic cells，DCs）以促进针对特定抗原的免疫反应是MPM的另一种细胞疗法。应用自体肿瘤裂解物或同种异体肿瘤裂解物抗原，或者DCs/化疗联用，都显示出抑瘤效果。目前正在招募的Ⅱ/Ⅲ期DENIM试验将进一步证明DCs在MPM治疗中是否发挥作用。[20]

（四）溶瘤病毒疗法

由于可以胸腔/腹腔直接注射，溶瘤病毒疗法在MPM治疗中具有较大前景，其通过直接裂解肿瘤细胞以及间接诱导免疫反应来发挥抗肿瘤作用。ONCOS-102研究表明，双靶向嵌合溶瘤腺病毒ONCOS-102与化疗联用，具有协同抗肿瘤功能。[21]因此，目前有多项相关临床试验正在进行，研究溶瘤病毒作为单一疗法，或与其他治疗如化疗、ICIs协同的治疗效果。针对间皮瘤，目前的临床研究主要集中在牛痘病毒的应用上。[22]

四、MPM的潜在治疗方法

（一）潜在基因靶点

虽然 MPM 的肿瘤突变负荷较低,但其中受影响的关键抑癌基因包括 *BAP1*、*NF2* 和 *CDKN2A*。BAP1于1998年被发现是影响BRCA1蛋白活性的核蛋白,携带BAP1突变等位基因的个体有患一种或多种恶性肿瘤的风险,最常见的包括皮肤黑色素瘤、透明细胞肾细胞癌和间皮瘤。[23]由于BAP1和BRCA1之间的相互作用,目前正在研究PARP抑制剂对MPM的治疗潜力。Ⅱ期非随机MiST试验用PARP抑制剂鲁卡帕尼治疗难治性恶性间皮瘤,结果表明,其12周的疾病控制率为58％,24周的疾病控制率为23％,并且耐受性良好。[24]然而,另一项试验应用PARP抑制剂奥拉帕尼结果显示,与野生型相比,*BAP1*突变组的无论生存期和总生存期降低(2.3个月对比4.1个月,以及4.6个月与9.6个月)。[25]

NF2编码Merlin蛋白,其通过抑制转录共激活因子YAP和TAZ控制致癌基因的表达,从而调控Hippo通路。许多间皮瘤标本表现出异常的YAP激活[26],通过抑制YAP的下游靶标Rho相关激酶,或应用维替泊芬破坏YAP-TEA转录因子结合体,已被证实可以阻止体外间皮瘤细胞的扩散和侵袭。[27]

CDKN2A编码p16^{INK4a}和p14^{ARF}蛋白,分别通过抑制CDK4和CDK6介导的视网膜母细胞瘤蛋白磷酸化和P53蛋白降解,从而调控细胞周期。许多间皮瘤存在CDKN2A缺失,应用哌柏西利抑制CDK4/6激酶来靶向这一缺失,并与PI3K/AKT/mTOR抑制剂联合使用,显示出协同抑制间皮瘤细胞增殖的能力。[28]由于肿瘤抑制因子p16^{INK4a}(CDK4/6的内源性抑制因子)的缺失,CDKN2A的缺失与较短的总生存期相关。[29]因此,Ⅱ期MisT2试验对p16^{INK4a}缺失间皮瘤应用玻玛西林抑制CDK4/6,结果显示,26名患者中有14名患者在12周内病情得到控制。[29]

FAK是肿瘤细胞增殖和迁移的调节因子之一,Merlin蛋白可以减弱FAK从而抑制癌细胞迁移。基于这一机制,单独使用FAK抑制剂[30]和联合MEK抑制剂曲美替尼[31]的试验发现,与Merlin阳性肿瘤相比,Merlin阴性肿瘤的中位无瘤生存期有所改善。MET是间皮瘤中过度表达的另一种酪氨酸受体激酶,它对细胞增殖和迁移至关重要,一项在间皮瘤中应用MET抑制剂替万替尼与化疗的Ⅰ/Ⅱ期试验正在进行。[32]

（二）MPM的肿瘤疫苗

与CAR-T细胞疗法类似,肿瘤疫苗同样旨在通过靶向间皮素来诱导免疫系统破坏间皮瘤细胞。针对间皮素的单克隆抗体在Ⅰ/Ⅱ期临床研究中已表现出可接受的耐受性并提高了总体生存率[33,34],而含有细菌成分的疫苗(表达人间皮素的李斯特菌以及融合抗间皮素抗体的假单胞菌外毒素A)在Ⅰ/Ⅱ期试验中表现出有限的疗效[35,36],但与化疗联用时表现出更积极的反应活性[37]。与单独的免疫佐剂相比,WT1肽类似物疫苗与免疫佐剂(montanide

和GM-CSF)联用表现出更高的潜在反应活性。[38]mRNA疫苗亦有望为探索间皮瘤的免疫疗法提供另一个新平台。[39]

小　结

由于胸膜间皮瘤相对罕见以及患者间的异质性,其治疗进展缓慢。尽管由于石棉使用的禁止,美国和西方国家的恶性间皮瘤发病率略有下降,但在印度和中国等国家,石棉的使用却仍在增加。[40]虽然MPM的诊断和治疗在不断发展,但患者预后较差且容易复发。由于间皮瘤的相对稀有性,研究进展十分困难,目前需继续开发具有强大生物学基础的新药物,且须在新的临床试验设计中对新药物进行评估,单独使用新药或与新药联合使用可以更快识别新疗法,以期进一步改善这一具有挑战性疾病的患者治疗结局。

（蔡杰、佘云浪、邓家骏）

参考文献

[1]　Milano M T, Zhang H. Malignant pleural mesothelioma: a population-based study of survival[J]. J. Thorac. Oncol.,2010,5(11):1841-1848.

[2]　Sugarbaker D J, Richards W G, Bueno R. Extrapleural pneumonectomy in the treatment of epithelioid malignant pleural mesothelioma: novel prognostic implications of combined N1 and N2 nodal involvement based on experience in 529 patients[J]. Ann. Surg., 2014,260(4):577-580.

[3]　Treasure T, Lang-Lazdunski L, Waller D, et al. Extra-pleural pneumonectomy versus no extra-pleural pneumonectomy for patients with malignant pleural mesothelioma: clinical outcomes of the Mesothelioma and Radical Surgery (MARS) randomised feasibility study[J]. Lancet Oncol., 2011,12(8):763-772.

[4]　Rintoul R C, Ritchie A J, Edwards J G, et al. Efficacy and cost of video-assisted thoracoscopic partial pleurectomy versus talc pleurodesis in patients with malignant pleural mesothelioma (MesoVATS): an open-label, randomised, controlled trial[J]. The Lancet, 2014,384(9948):1118-1127.

[5]　Lim E, Darlison L, Edwards J, et al. Mesothelioma and Radical Surgery 2 (MARS 2): protocol for a multicentre randomised trial comparing (extended) pleurectomy decortication versus no (extended) pleurectomy decortication for patients with malignant pleural mesothelioma[J]. BMJ Open, 2020, 10 (9):e038892.

[6]　Stahel R A, Riesterer O, Xyrafas A, et al. Neoadjuvant chemotherapy and extrapleural pneumonectomy of malignant pleural mesothelioma with or without hemithoracic radiotherapy (SAKK 17/04): a randomised, international, multicentre phase 2 trial[J]. Lancet Oncol., 2015,16(16):1651-1658.

[7]　Vogelzang N J, Rusthoven J J, Symanowski J, et al. Phase Ⅲ study of pemetrexed in combination with cisplatin versus cisplatin alone in patients with malignant pleural mesothelioma[J]. J. Clin. Oncol., 2003,21(14):2636-2644.

[8]　van Meerbeeck J P, Gaafar R, Manegold C, et al. Randomized phase Ⅲ study of cisplatin with or without raltitrexed in patients with malignant pleural mesothelioma: an intergroup study of the European Organisation for Research and Treatment of Cancer Lung Cancer Group and the National Cancer Insti-

tute of Canada[J]. J. Clin. Oncol., 2005,23(28):6881-6889.

[9] Garland L L, Chansky K, Wozniak A J, et al. Phase Ⅱ study of cediranib in patients with malignant pleural mesothelioma: SWOG S0509[J]. J. Thorac. Oncol., 2011,6(11):1938-1945.

[10] Grosso F, Steele N, Novello S, et al. Nintedanib plus pemetrexed/cisplatin in patients with malignant pleural mesothelioma: phase Ⅱ results from the randomized, placebo-controlled LUME-meso trial[J]. J. Clin. Oncol.,2017,35(31):3591-3600.

[11] Zalcman G, Mazieres J, Margery J, et al. Bevacizumab for newly diagnosed pleural mesothelioma in the Mesothelioma Avastin Cisplatin Pemetrexed Study (MAPS): a randomised, controlled, open-label, phase 3 trial[J]. The Lancet, 2016,387(10026):1405-1414.

[12] Popat S, Curioni-Fontecedro A, Dafni U, et al. A multicentre randomised phase Ⅲ trial comparing pembrolizumab versus single-agent chemotherapy for advanced pre-treated malignant pleural mesothelioma: the European Thoracic Oncology Platform (ETOP 9-15) PROMISE-meso trial [J]. Ann. Oncol., 2020,31(12):1734-1745.

[13] Fennell D A, Ewings S, Ottensmeier C, et al. Nivolumab versus placebo in patients with relapsed malignant mesothelioma (CONFIRM): a multicentre, double-blind, randomised, phase 3 trial[J]. Lancet Oncol.,2021,22(11):1530-1540.

[14] Baas P, Scherpereel A, Nowak A K, et al. First-line nivolumab plus ipilimumab in unresectable malignant pleural mesothelioma (CheckMate 743): a multicentre, randomised, open-label, phase 3 trial[J]. The Lancet, 2021,397(10272):375-386.

[15] Nowak A K, Lesterhuis W J, Kok P S, et al. Durvalumab with first-line chemotherapy in previously untreated malignant pleural mesothelioma (DREAM): a multicentre, single-arm, phase 2 trial with a safety run-in[J]. Ann. Oncol., 2020,21(9):1213-1223.

[16] Raghav K, Liu S, Overman M J, et al. Efficacy, safety, and biomarker analysis of combined PD-L1 (Atezolizumab) and VEGF (Bevacizumab) blockade in advanced malignant peritoneal mesothelioma [J]. Cancer Discov., 2021,11(11):2738-2747.

[17] Klampatsa A, Haas A R, Moon E K, et al. Chimeric antigen receptor (CAR) T cell therapy for malignant pleural mesothelioma (MPM)[J].Cancers (Basel),2017,9(9):115.

[18] Cherkassky L, Morello A, Villena-Vargas J, et al. Human CAR T cells with cell-intrinsic PD-1 checkpoint blockade resist tumor-mediated inhibition[J]. J. Clin. Invest.,2016,126(8):3130-3144.

[19] Adusumilli P S, Zauderer M G, Rivière I, et al. A phase Ⅰ trial of regional mesothelin-targeted CAR T-cell therapy in patients with malignant pleural disease, in combination with the anti-PD-1 agent pembrolizumab[J]. Cancer Discov.,2021,11(11):2748-2763.

[20] Belderbos R A, Baas P, Berardi R, et al. A multicenter, randomized, phase Ⅱ/Ⅲ study of dendritic cells loaded with allogeneic tumor cell lysate (MesoPher) in subjects with mesothelioma as maintenance therapy after chemotherapy: DENdritic cell Immunotherapy for Mesothelioma (DENIM) trial [J]. Transl. Lung Cancer Res.,2019,8(3):280-285.

[21] Kuryk L, Haavisto E, Garofalo M, et al. Synergistic anti-tumor efficacy of immunogenic adenovirus ONCOS-102 (Ad5/3-D24-GM-CSF) and standard of care chemotherapy in preclinical mesothelioma model[J]. Int. J. Cancer, 2016,139(8):1883-1893.

[22] Chintala N K, Choe J K, McGee E, et al. Correlative analysis from a phase I clinical trial of intrapleural

administration of oncolytic vaccinia virus (Olvi-vec) in patients with malignant pleural mesothelioma[J]. Front Immunol.,2023,14:1112960.

[23] Carbone M, Yang H, Pass H I, et al. BAP1 and cancer[J]. Nat. Rev. Cancer,2013,13(3):153-159.

[24] Fennell D A, King A, Mohammed S, et al. Rucaparib in patients with BAP1-deficient or BRCA1-deficient mesothelioma (MiST1): an open-label, single-arm, phase 2a clinical trial[J]. Lancet Respir. Med., 2021,9(6):593-600.

[25] Ghafoor A, Mian I, Wagner C, et al. phase 2 study of olaparib in malignant mesothelioma and correlation of efficacy with germline or somatic mutations in BAP1 gene[J]. JTO Clin. Res. Rep., 2021,2(10): 100231.

[26] Miyanaga A, Masuda M, Tsuta K, et al. Hippo pathway gene mutations in malignant mesothelioma: revealed by RNA and targeted exon sequencing[J]. J. Thorac. Oncol., 2015,10(5):844-851.

[27] Zhang W Q, Dai Y Y, Hsu P C, et al. Targeting YAP in malignant pleural mesothelioma[J]. J. Cell Mol. Med., 2017,21(11):2663-2676.

[28] Bonelli M A, Digiacomo G, Fumarola C, et al. Combined inhibition of CDK4/6 and PI3K/AKT/mTOR pathways induces a synergistic anti-tumor effect in malignant pleural mesothelioma cells[J]. Neoplasia, 2017,19(8):637-648.

[29] Fennell D A, King A, Mohammed S, et al. Abemaciclib in patients with p16ink4A-deficient mesothelioma (MiST2): a single-arm, open-label, phase 2 trial[J]. Lancet Oncol., 2022,23(3):374-381.

[30] Soria J C, Gan H K, Blagden S P, et al. A phase I, pharmacokinetic and pharmacodynamic study of GSK2256098, a focal adhesion kinase inhibitor, in patients with advanced solid tumors[J]. Ann. Oncol., 2016,27(12):2268-2274.

[31] Mak G, Soria J C, Blagden S P, et al. A phase Ib dose-finding, pharmacokinetic study of the focal adhesion kinase inhibitor GSK2256098 and trametinib in patients with advanced solid tumours[J]. Br. J. Cancer, 2019,120(10):975-981.

[32] Santoro A. Phase I-Ib study of the combination of tivantinib plus pemetrexed and carboplatin as first-line therapy in patients with advanced or metastatic cancer suitable for a carboplatin and pemetrexed regimen as part of their specifc therapy [R/OL]. (2021-01-22). https://clinicaltrials.gov/ct2/show/NCT02049060.

[33] Hassan R, Cohen S J, Phillips M, et al. Phase I clinical trial of the chimeric anti-mesothelin monoclonal antibody MORAb-009 in patients with mesothelin-expressing cancers[J]. Clin. Cancer Res., 2010, 16 (24):6132-6138.

[34] Hassan R, Kindler H L, Jahan T, et al. Phase II clinical trial of amatuximab, a chimeric antimesothelin antibody with pemetrexed and cisplatin in advanced unresectable pleural mesothelioma[J]. Clin. Cancer Res., 2014,20(23):5927-5936.

[35] Le D T, Brockstedt D G, Nir-Paz R, et al. A live-attenuated Listeria vaccine (ANZ-100) and a live-attenuated Listeria vaccine expressing mesothelin (CRS-207) for advanced cancers: phase I studies of safety and immune induction[J]. Clin. Cancer Res., 2012,18(3):858-868.

[36] Hassan R, Bullock S, Premkumar A, et al. Phase I study of SS1P, a recombinant anti-mesothelin immunotoxin given as a bolus I.V. infusion to patients with mesothelin-expressing mesothelioma, ovarian, and pancreatic cancers[J]. Clin. Cancer Res., 2007,13(17):5144-5149.

[37] Hassan R, Alley E, Kindler H, et al. Clinical response of live-attenuated, listeria monocytogenes expressing mesothelin (CRS-207) with chemotherapy in patients with malignant pleural mesothelioma [J]. Clin. Cancer Res., 2019,25(19):5787-5798.

[38] Zauderer M G, Tsao A S, Dao T, et al. A randomized phase Ⅱ trial of adjuvant galinpepimut-S, WT-1 analogue peptide vaccine, after multimodality therapy for patients with malignant pleural meso-thelioma[J]. Clin. Cancer Res., 2017,23(24):7483-7489.

[39] Miao L, Zhang Y, Huang L. mRNA vaccine for cancer immunotherapy[J]. Mol. Cancer, 2021, 20(1):41.

[40] Frank A L, Joshi T K. The global spread of asbestos[J].Ann. Glob. Health, 2014,80(4):257-262.

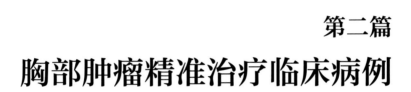

第二篇

胸部肿瘤精准治疗临床病例

第十六章　支气管肺癌精准治疗临床病例

局部晚期肺癌的新辅助治疗病例

病　例　1

患者,女,76岁,主诉:因"发现肺部阴影10余天"就诊。

临床诊断:左肺下叶占位性质待定。

术前胸部CT如图16.1所示。

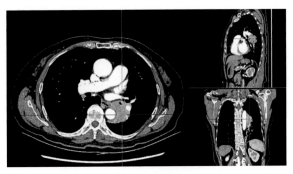

图16.1　治疗前胸部CT

术前气管镜:左肺下叶开口新生物,如图16.2所示。

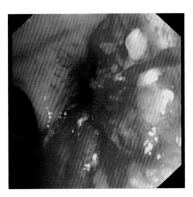

图16.2　治疗前气管镜

术前气管镜活检病理：（左下叶）鳞状上皮重度异型增生，局部癌变（鳞癌）。免疫组化结果：PD-L1(22C3)(70%＋,＞50%)，PD-L1(E1L3N)(90%＋,＞50%)，TTF-1(SPT24)(－)，CK5/6(＋)，P40(＋)，Ki-67(60%＋)。

术前TNM分期：左肺下叶鳞癌cT4N1M0，ⅢA期。

术前新辅助治疗：行免疫治疗联合化疗2个周期（信迪利单抗200 mg d1，PC-T4：紫杉醇391 mg d1，卡铂429 mg d1）。

新辅助治疗后复查胸部CT如图16.3所示。

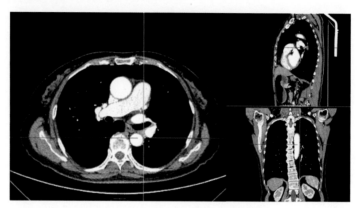

图16.3　治疗后胸部CT

新辅助治疗后复查气管镜如图16.4所示。

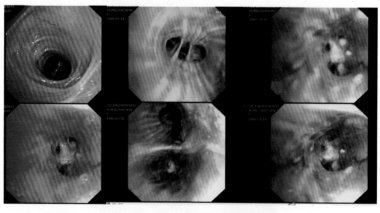

图16.4　治疗后气管镜

手术方式：开胸左肺下叶切除术＋支气管成型＋纵隔淋巴结清扫术。

术后病理：（新辅）左下叶肺，标本大小150 mm×100 mm×40 mm，支气管壁稍增厚，质稍韧，范围10 mm(A01)，距离胸膜20 mm，距离支气管切缘10 mm。左主支气管残端，大小8 mm×2 mm×2 mm(AY1)。左上叶支气管残端，大小5 mm×2 mm×2 mm(AY2)。（确诊左肺鳞癌3月。行新辅助化疗＋免疫治疗4个周期）（支气管石蜡全取）淋巴结7组：5组，1枚，直径12 mm(L1)；6组，2枚，直径8～10 mm(L2)；7组，2枚，直径均8 mm(L3)；8组，2枚，直径均8 mm(L4)；9组，1枚，直径10 mm(L5)；10组，2枚，直径10～15 mm(L6)；

11组,1枚,直径15 mm(L7)。

部位:左下叶肺叶。标本大小150 mm×100 mm×40 mm,肿瘤大小:支气管壁局部稍增厚。范围:10 mm×10 mm。色泽:灰白色。质地:质中。境界:界欠清。距胸膜情况:20 mm。距切缘情况:10 mm。组织学类型:(左下叶)病灶内未见肿瘤组织残留,间质纤维组织增生,淋巴细胞浸润,可见少量肉芽肿,可符合新辅助治疗后病理学完全缓解(pCR)。术前诊断:病理诊断:鳞癌。分子检测结果:/。PD-L1表达:/。组织学分化:/。治疗类型:免疫治疗联合化疗。炎症等级:轻度。病理评估:存活肿瘤百分比:0%。坏死百分比:0%。间质百分比(包括纤维化和炎症):100%。病理缓解程度:病理学完全缓解(pCR)。胸膜浸润:未见。神经浸润:未见。脉管内癌栓:未见。切缘:左上叶支气管切缘、左主支气管切缘未见癌累及。淋巴结转移情况:第5组(0/1);第6组(0/1);第7组(0/2);第8组(0/2);第9组(0/1);第10组(0/4);第11组(0/3);第13组(0/9)。其他检查:免疫组化结果:A5:CK(上皮+),TTF-1(上皮+),P40(基底+),CD68(少量+),Ki-67(1%+),A1:CK(上皮+),TTF-1(-),P40(基底+)。

术后诊断:左肺下叶鳞癌,yp T1aN0M0,ⅠA期。

术后辅助治疗:行免疫治疗联合化疗2个周期辅助治疗(信迪利单抗200 mg d1,PC-T4:紫杉醇391 mg d1,卡铂429 mg d1)。

术后随访:术后随访10个月未见复发征象。

病　例　2

患者,男,61岁,主诉:因"发现肺部阴影1月余"就诊。

临床诊断:右肺上叶占位性质待定,阻塞性肺炎。

新辅助治疗前胸部CT如图16.5所示。

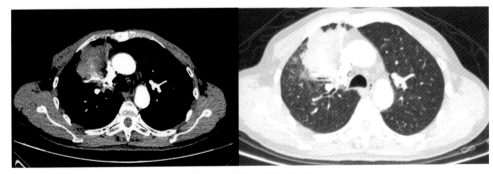

图16.5　治疗前胸部CT

术前气管镜:双侧各叶段管腔通畅,黏膜光整,见少许黏痰,予以吸除,未见新生物,未见出血。于右上叶刷检找结核菌、脱落细胞及液基细胞学检查。超声下见4L、4R、7组淋巴结稍大。

术前EBUS穿刺病理:(右肺)非小细胞癌,免疫组化提示腺癌。免疫组化结果:TTF-1

（SPT24）（＋），P40（－），CK（＋），NapsinA（＋），PAX8（－），PD-L1（22C3）（80％＋，＞50％），PD-L1（E1L3N）（90％＋，＞50％），CK5/6（－）。（纵隔4L组淋巴结）E-BUS穿刺：未见恶性细胞。（纵隔7组淋巴结）E-BUS穿刺：未见恶性细胞。

基因检测：基因突变为野生型。

术前新辅助治疗：行nanbPC方案化疗（紫杉醇白蛋白结合型400 mg d1，卡铂600 mg d1）3个周期。

新辅助治疗后复查胸部CT如图16.6所示。

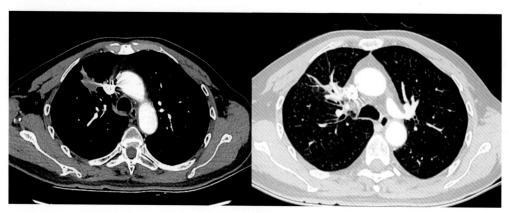

图16.6　治疗后胸部CT

手术方式：单孔VATS右肺上叶切除术＋纵隔淋巴结清扫术。

术后病理：右上叶肺叶，大小22 cm×12 cm×4 cm，切面见灰白灰黄色病灶，大小3 cm×2.5 cm×2.5 cm，质中，界尚清，近胸膜，距支气管切缘2.5 cm，肿块局部残缺。右上叶标本大小22 cm×12 cm×4 cm。肿瘤大小：单个病灶，病灶大小3 cm×2.5 cm×2.5 cm。色泽：灰白色、灰黄色。质地：质中。境界：界尚清。距胸膜情况：0 cm。距切缘情况：2.5 cm。组织学类型：病灶内未见肿瘤残留，另见纤维组织增生，伴淋巴细胞浸润，多核巨细胞反应及胆固醇裂隙沉积，组织细胞聚集，结合病史，符合新辅助治疗后病理学完全缓解（pCR）。术前病理诊断：浸润性腺癌。分子检测结果：9基因均为野生型。PD-L1表达：PD-L1（E1L3N）（90＋），PD-L1（22C3）（80％＋）。治疗类型：化疗。炎症等级：中度。病理评估：存活肿瘤百分比：0％；坏死百分比：10％；间质百分比（包括纤维化和炎症）：90％。病理缓解程度：病理学完全缓解（pCR）。胸膜浸润：未见。神经浸润：未见。脉管内癌栓：未见。切缘：未见癌累及。淋巴结转移情况：第2组（0/2）；第3A组（0/1）；第4组（0/7）；第7组（0/3）；第8组（0/1）；第9组（0/1）；第10组（0/5）；第11组（0/7）；第13组（0/4）。其他检查：免疫组化结果：A3:CK（上皮细胞＋），Vimentin（间质细胞＋），LCA（淋巴细胞＋），CD68（组织细胞＋），A1:TTF-1（上皮＋），CK（上皮＋），P40（－），a5:TTF-1（上皮＋），CK（上皮＋），P40（－）。特殊染色结果：A3:抗酸（－），六胺银（－），PAS（－）。

术后诊断：右肺上叶腺癌，yp T1cN0M0，Ⅰ A期。

术后辅助治疗：继续行nanbPC方案化疗（紫杉醇白蛋白结合型400 mg d1，卡铂600 mg d1）2个周期辅助治疗。

术后随访：术后随访22个月未见复发征象。

病 例 3

患者,男,59岁,主诉:因"确诊左肺上叶肺癌1周"就诊。

临床诊断:左肺上叶鳞癌 cT4N2Mx。

新辅助治疗前胸部CT如图16.7所示。

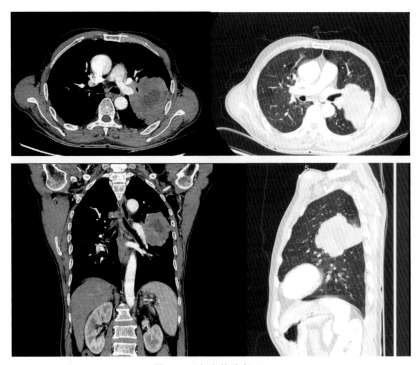

图16.7 治疗前胸部CT

术前气管镜:左上叶外压性狭窄,余各叶段管腔通畅,黏膜光整,未见新生物,未见出血,如图16.8所示。于左上叶刷检找脱落细胞、结核菌及液基细胞学检查。

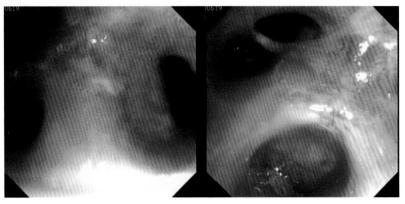

图16.8 治疗前气管镜

　　术前EBUS穿刺病理:(左肺)非小细胞癌,免疫组化结果支持鳞癌。免疫组化结果:
PD-L1(E1L3N)(40%+,1%~49%),PD-L1(22C3)(55%+,>50%),CK(+),NapsinA
(−),P40(+),TTF-1(−)。

　　基因检测:基因突变为野生型。*EGFR*:野生型。*KRAS*:野生型。*BRAF*:野生型。
ALK:野生型。*ROS1*:野生型。其他说明:*RET*、*NRAS*、*PIK3CA*、*HER-2* 和 *C-MET*
(*14EXON*跳跃突变)。基因检测:均为野生型。

　　术前新辅助治疗:行免疫联合化疗LP-T方案(力朴素226 mg+奈达铂125 mg联合百泽
安200 mg)治疗3个周期。

　　新辅助治疗后复查胸部CT如图16.9所示。

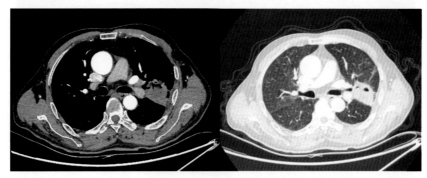

图16.9　治疗后胸部CT

新辅助治疗后气管镜检查如图16.10所示。

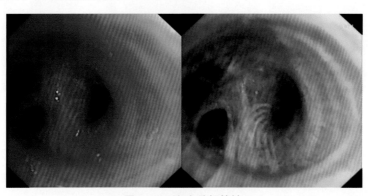

图16.10　治疗后气管镜

　　手术方式:单孔VATS左肺上叶切除术+纵隔淋巴结清扫术。

　　术后病理:左上叶肺叶,标本大小140 mm×140 mm×40 mm,肿瘤大小45 mm×30 mm×
25 mm。色泽:灰白色、灰黄色。质地:质中。境界:界不清。距胸膜情况:0 mm。距切缘情
况:25 mm。组织学类型:(左上叶)病灶内未见肿瘤组织,间质纤维组织增生,淋巴细胞浸
润、组织细胞聚集,可见多核巨细胞及胆固醇结晶,可符合新辅助治疗后病理学完全缓解
(pCR)。术前诊断:病理诊断:鳞癌。分子检测结果:PD-L1表达:55%。治疗类型:化疗。
炎症等级:轻度。病理评估:存活肿瘤百分比:0%;坏死百分比:0%;间质百分比(包括纤维
化和炎症):100%。病理缓解程度:病理学完全缓解(pCR)。胸膜浸润:未见。神经浸润:未

见。脉管内癌栓:未见。切缘:未见癌累及。淋巴结转移情况:第4组(0/2);第5组(0/1);第7组(0/1);第8组(0/1);第10组(0/1);第11组(0/3);第13组(0/4)。其他检查:免疫组化结果:A3:CK(少量+),TTF-1(少量+),P40(少量+),A4:CK(少量+),TTF-1(少量+),P40(少量+),AB1:TTF-1(少量+),P40(少量+)。

术后诊断:左肺上叶鳞癌,yp T2aN0M0,ⅠB期。

术后辅助治疗:继续行免疫联合化疗LP-T方案(力朴素226 mg+奈达铂125 mg联合百泽安200 mg)2个周期辅助治疗。

术后随访:术后随访13个月未见复发征象。

病 例 4

患者,女,57岁,主诉:因"发现左肺上叶占位1周余"就诊。

临床诊断:左肺上叶占位性质待定。

新辅助治疗前胸部CT如图16.11所示。

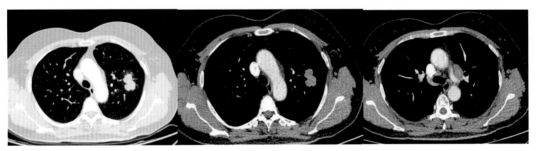

图16.11 治疗前胸部CT

术前PET-CT检查:胸部PET-CT图像示左肺上叶见糖代谢异常增高的团块灶,大小约31 mm×22 mm,SUV_{max}为13.56,边界清晰,边缘分叶;纵隔3A、4L、5组及左肺门见糖代谢异常增高的淋巴结影,糖代谢较高且较大者位于5组,大小约32 mm×17 mm,SUV_{max}为8.97。提示左肺上叶MT伴左肺门及纵隔淋巴结转移可能。

术前气管镜:双侧各叶段管腔通畅,黏膜光整,见少许黏痰,予以吸除,未见新生物,未见出血。于左上叶刷检找结核菌、脱落细胞及液基细胞学检查。

术前EBUS穿刺病理:(左肺)差分化的非小细胞癌,结合免疫组化结果,倾向腺癌。免疫组化结果:TTF-1(SPT24)(+),NapsinA(−),P40(−),CK5/6(−),PD-L1(22C3)(90%+,>50%),PD-L1(E1L3N)(80%+,>50%),HER2(1+),Vimentin(部分+),CK(+),ZEB1(−)。

基因检测:*ROS1*突变。

术前新辅助治疗:口服克唑替尼3个月。

新辅助治疗后复查胸部CT如图16.12所示。

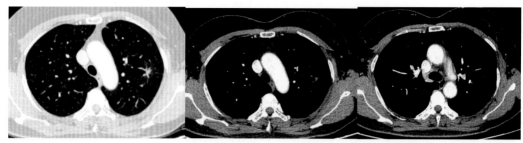

图16.12　治疗后胸部CT

新辅助治疗后PET-CT：左肺MT靶向治疗后，与治疗前PET-CT图像比较：原左肺上叶癌灶较前明显缩小，糖代谢明显减低；原左肺门及纵隔淋巴结较前减少、缩小，异常糖代谢消失。

手术方式：单孔VATS左肺上叶切除术＋纵隔淋巴结清扫术。

术后病理：左上叶肺叶，大小23 cm×10 cm×2.8 cm，切面见灰白、灰黄色结节，直径1.2 cm，质中，界尚清，距胸膜1.5 cm，距支气管切缘2.5 cm。部位：左上叶。标本大小23 cm×10 cm×2.8 cm。肿瘤大小：单个病灶，病灶直径1.2 cm。色泽：灰白色、灰黄色。质地：质中。境界：界尚清。距胸膜情况：1.5 cm。距切缘情况：2.5 cm。组织学类型：/。术前诊断：病理诊断：非小细胞肺癌，倾向腺癌。分子检测结果：*ROS1*突变。PD-L1表达：/。治疗类型：TKI。炎症等级：中度。病理评估：存活肿瘤百分比：0%。坏死百分比：0%。间质百分比（包括纤维化和炎症）：100%。病理缓解程度：病理学完全缓解（pCR）。胸膜浸润：未见。神经浸润：未见。脉管内癌栓：未见。切缘：未见癌累及。淋巴结转移情况：第5组（0/2）；第6组（0/1）；第7组（0/1）；第10组（0/8）；第13组（0/2）。

术后诊断：左肺上叶腺癌，yp T1bN0M0，Ⅰa期。

术后辅助治疗：继续口服克唑替尼药物辅助治疗。

术后随访：术后随访12个月未见复发征象。

病　例　5

患者，男，58岁，主诉：因"发现右肺阴影3月余"就诊。

临床诊断：右肺上中叶占位性质待定，肺气肿。

新辅助治疗前胸部CT如图16.13所示。

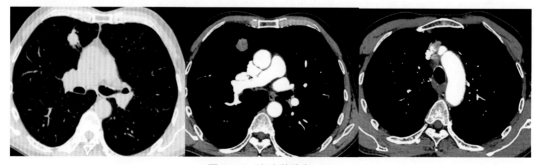

图16.13　治疗前胸部CT

术前PET-CT检查：右肺上、中叶见糖代谢异常增高的跨叶结节影，大小约23 mm×18 mm，SUV_{max}为30.24，边缘分叶，邻近胸膜牵拉；伴右肺门、纵隔淋巴结转移可能。

术前气管镜：支气管镜经鼻进入顺利，声门闭合可，气管环清晰，隆突锐利，双侧各叶段管腔通畅，黏膜光整，见少许黏痰，予以吸除，未见新生物，未见出血。于右上叶刷检找脱落细胞及液基细胞学检查。超声下见4R、7组淋巴结肿大，边界清，内不均匀，血流少，予以穿刺；穿刺物送脱落细胞及液基细胞学检查。

术前EBUS穿刺病理：(纵隔4R组淋巴结)E-BUS穿刺：转移性非小细胞癌。(纵隔7组淋巴结)E-BUS穿刺：见少量淋巴细胞及组织细胞。

基因检测：*EGFR 19del*突变。

术前新辅助治疗：口服马来酸阿法替尼片40 mg qd 3个月。

新辅助治疗后复查胸部CT如图16.14所示。

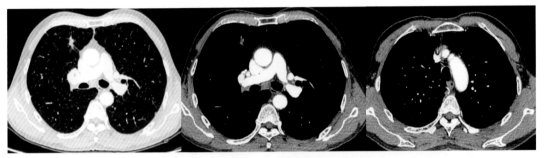

图16.14　治疗后胸部CT

手术方式：单孔VATS右肺上叶切除术＋右肺中叶部分切除术＋纵隔淋巴结清扫术。

术后病理：右上叶肺叶，大小130 mm×110 mm×20 mm，切面见灰褐色肿块，大小40 mm×40 mm×20 mm，质软，界不清，近胸膜，距支气管切缘60 mm。部位：右上叶，标本大小130 mm×110 mm×20 mm。肿瘤大小：单个病灶，病灶大小40 mm×40 mm×20 mm。色泽：灰褐色。质地：质软。境界：界不清。距胸膜情况：0 mm。距切缘情况：60 mm。组织学类型：(右上叶)病灶内见纤维胶原增生，伴慢性炎细胞浸润，淋巴滤泡形成，未见肿瘤残留。可符合新辅助治疗后病理学完全缓解(pCR)。治疗类型：TKI。炎症等级：轻度。病理评估：存活肿瘤百分比：0%；坏死百分比：0%；间质百分比(包括纤维化和炎症)：100%。病理缓解程度：病理学完全缓解(pCR)。胸膜浸润：未见。神经浸润：未见。脉管内癌栓：未见。切缘：未见癌累及。淋巴结转移情况：淋巴结未见癌转移：第2组(0/2)；第4组(0/1)；第7组(0/4)；第9组(0/1)；第10组(0/4)；第11组(0/2)；第13组(0/1)。免疫组化结果：A1：TTF-1(上皮＋)，NapsinA(－)，P40(基底＋)，CK5/6(基底＋)，A6：TTF-1(＋)，P40(基底＋)。特殊染色结果：A6：六胺银(－)，PAS(－)，抗酸(－)，真菌快染(－)。

术后诊断：左肺上叶腺癌，yp T2aN0M0，ⅠB期。

术后辅助治疗：术后继续口服马来酸阿法替尼片40 mg qd辅助治疗。

术后随访：术后随访18个月未见复发征象。

125

NSCLC术后局部复发的精准外科治疗病例

病 例 1

患者,男,62岁,主诉:因"左肺上叶鳞癌术后2年,CT发现肿瘤复发3个月"就诊。

临床诊断:左肺上叶鳞癌复发可能。

术前胸部CT如图16.15所示。

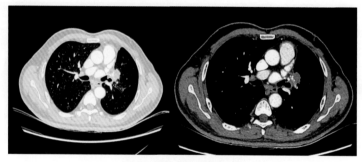

图16.15 术前胸部CT

术前气管镜:左肺上叶残端新生物,如图16.16所示。

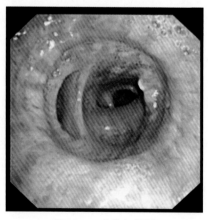

图16.16 术前气管镜

术前气管镜活检病理:(左肺上叶残端新生物)非小细胞癌,倾向鳞癌。

手术方式:VATS辅助左余肺切除术。

术后病理:左余肺,大小190 mm×150 mm×50 mm,切面见肿块,大小38 mm×35 mm×21 mm(AB1),距支气管切缘23 mm,中央型。另送残支:大小11 mm×3 mm×2 mm(B2)。(左余肺)鳞癌(角化型),见肿瘤细胞沿肺泡腔播散(STAS+)。胸膜浸润:未见。神经浸润:未见。脉管内癌栓:未见。切缘:未见癌累及。免疫组化结果:A2:P40(＋),CK5/6(＋),SMARCA4(＋),Nkx2.2(－),PD-L1(E1L3N)(－),NUT(－),EBER(－),Vimentin(－),Ki-67(90％＋)。淋巴结转移情况:第5组(0/1);第6组(0/1);第7组(0/1);第10组(0/1);第13组(1/4)。

术后诊断:左肺上叶鳞癌术后复发。

术后辅助治疗:行白蛋白紫杉醇430 mg＋波贝500 mg化疗4个周期。

术后随访:术后随访22个月未见复发征象。

病 例 2

患者,女,47岁,主诉:因"左肺上叶腺癌术后7年,CT余肺结节增大1年"就诊。

既往史:7年前行左肺上叶楔形切除术,术后病理提示微浸润腺癌。

临床诊断:左肺上叶腺癌术后复发可能。

术前胸部CT如图16.17所示。

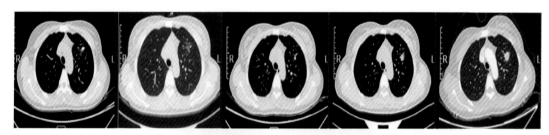

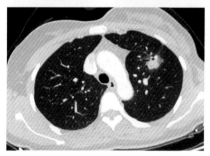

图16.17　术前胸部CT

手术方式:VATS左上叶余肺叶切除术。

术后病理:左上叶肺叶,大小210 mm×100 mm×30 mm,切面见灰白色肿块,大小35 mm×25 mm×20 mm,质中,界清,距胸膜10 mm,距支气管切缘20 mm。(左上叶)浸润性腺癌,低分化(Ⅲ级)(腺管型50％,复杂腺体30％,微乳头型20％)。胸膜浸润:未见。神经浸润:未见。脉管内癌栓:见癌栓。切缘:未见癌累及。免疫组化结果:A2:TTF-1(＋),NapsinA(＋),P40(－),CK5/6(－),PD-L1(E1L3N)(1％＋,1％～49％),HER2(1＋),Ki-67(5％＋),SMARCA4(＋,未缺失),PAX8(－),GATA3(－),C-MET(＋),Pou2F3(－),GATA6(部分＋)。淋巴结转移情况:第5组(1/1);第6组(0/1);第10组(1/1);第11

组(0/1);第13组(0/2)。

术后诊断:左肺上叶腺癌术后复发。

术后辅助治疗:术后口服甲磺酸奥希替尼片辅助治疗(*EGFR 19del*突变)。

术后随访:术后随访20个月未见复发征象。

肺上沟瘤的精准外科治疗

病　例　1

患者,男,67岁,主诉:因"左侧胸痛1月"就诊。

临床诊断:左肺上叶占位性质待定,肺上沟瘤。

术前胸部CT如图16.18所示。

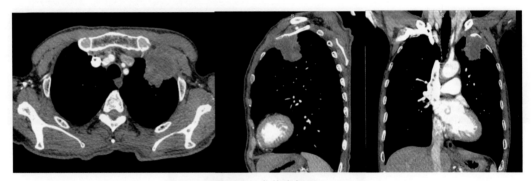

图16.18　术前胸部CT

术前胸部核磁如图16.19所示。

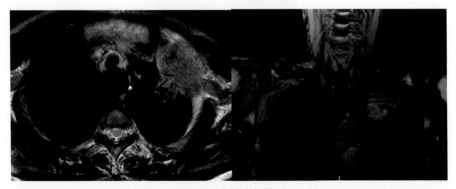

图16.19　术前胸部核磁

手术方式:颈部切口+正中劈开左肺上沟瘤切除术。

术后病理:左上叶+胸壁组织18 cm×9 cm×5 cm,胸膜表面附着胸壁组织6 cm×6.5 cm,

切面见灰白色肿块,直径4.5 cm,界清,质中,局部近胸膜,距切缘7 cm(A1-A5B1)。(左上叶)恶性肿瘤,结合酶标结果,倾向肉瘤样癌。肿瘤表面胸膜:未见胸膜浸润。神经浸润:未见明确神经浸润。脉管内癌栓:未见明确脉管内癌栓。支气管切缘:未见癌累及。锁骨上淋巴结:未见癌累及(0/3)。免疫组化结果:A4及A5片:TTF-1(一),NapsinA(一),P40(一),CK5/6(一),CK(部分+),VIM(部分+)。淋巴结转移情况:第4组(1/1);第5组(0/2);第8组(0/1);第9组(0/1);第10组(0/1);第11组(0/1);第12组(0/1)。

术后诊断:左肺上叶肉瘤样癌,T4N2M0,ⅢB期。

术后胸片如图16.20所示。

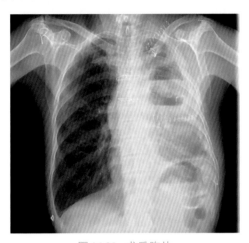

图16.20　术后胸片

术后辅助治疗:术后行放疗25次,化疗4个周期。

术后随访:术后随访8个月未见复发征象。

病　例　2

患者,男,70岁,主诉:因"右侧胸痛2月,发现右肺尖占位1月"就诊。

临床诊断:右肺上叶占位性质待定,肺上沟瘤。

术前胸部CT如图16.21所示。

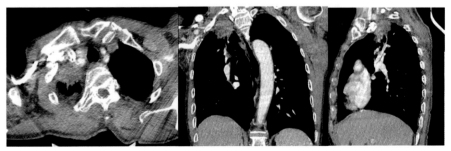

图16.21　术前胸部CT

术前胸部核磁如图16.22所示。

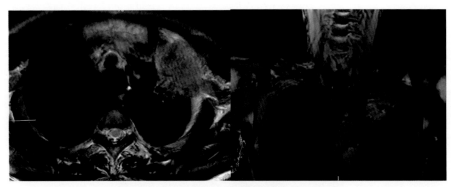

图16.22 术前胸部核磁

手术方式:颈部切口＋正中劈开右肺上沟瘤切除术。

术后病理:右上叶肺叶,大小17 cm×17 cm×4 cm,切面见灰白灰黑色肿块,大小3.2 cm×3 cm,质中,界清,距支气管切缘2 cm,近胸膜。(右上叶)浸润性腺癌(腺管型50%,乳头型30%,微乳头型20%)伴坏死及20%细胞外黏液分泌,见肿瘤细胞沿肺泡腔播散(STAS＋)。胸膜浸润:未见。神经浸润:未见。脉管内癌栓:未见。切缘:未见癌。免疫组化结果:A1:TTF-1(＋),NapsinA(＋),CK5/6(－),P40(－),PD-L1(E1L3N)(20%＋,1%～49%),PAX8(－),CK7(＋),CDX2(－),CD56(－),SYN(－),CgA(－)特殊染色结果:A1:弹力纤维(－),A2:弹力纤维(－)。淋巴结转移情况:第2组(0/3);第4组(0/2);第7组(0/1);第10组(0/2);第11组(0/3);第13组(3/4)。

术后诊断:左肺上叶肉瘤样癌,T4N1M0,ⅢA期。

术后胸片如图16.23所示。

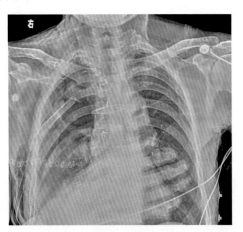

图16.23 术后胸片

术后辅助治疗:术后行放疗20次,化疗4个周期。

术后随访:术后随访12个月未见复发征象。

病　例　3

患者,男,64岁,主诉:因"右侧肩胸部疼痛1年余"就诊。

临床诊断:右肺上叶占位性质待定,肺上沟瘤。

术前胸部CT如图16.24所示。

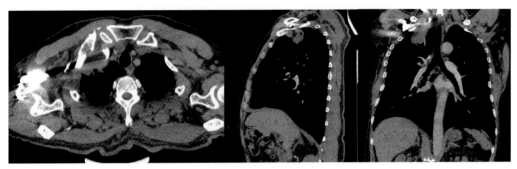

图16.24　术前胸部CT

术前胸部核磁如图16.25所示。

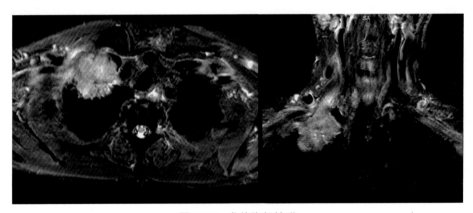

图16.25　术前胸部核磁

手术方式:trap-door切口(锁骨上切口＋部分正中切口＋第三肋前外切口)右肺上叶上沟瘤切除术＋锁骨下血管松解置换术。

术后病理:右上叶带部分肋骨16 cm×9 cm×3.5 cm,胸膜局部增厚,切面见一灰白色肿块6.5 cm×4 cm,界清,质中。(右上叶)低分化鳞癌伴坏死(角化型)肿瘤表面胸膜:癌浸润脏层胸膜。神经浸润:未见明确神经浸润。脉管内癌栓:未见明确脉管内癌栓。支气管切缘:未见癌累及。锁骨下淋巴结:未见癌转移。右锁骨下静脉＋无名静脉:见癌侵袭。淋巴结转移情况:第2组(0/2);第4组(0/1);第10组(0/2);第13组(2/2)。

术后诊断:右肺上叶鳞癌,T4N1M0,ⅢA期。

术后胸部CT如图16.26所示。

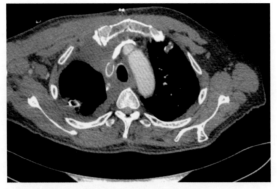

图16.26 术后胸部CT

术后辅助治疗:术后GP-T方案化疗4个周期。

术后随访:术后随访20个月未见复发征象。

病 例 4

患者,男,63岁,主诉:因"左侧肩部疼痛半年余"就诊。

临床诊断:左上叶肺上沟瘤。

术前胸部CT如图16.27所示。

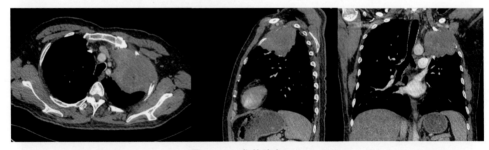

图16.27 术前胸部CT

术前胸部核磁如图16.28所示。

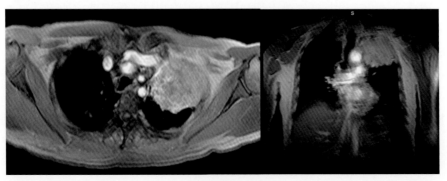

图16.28 术前胸部核磁

手术方式:L形切口联合颈部切口左上叶肺上沟瘤切除术+左胸壁切除成形术+左下叶背段切除。

术后病理:左上叶+左下叶背段19 cm×14 cm×9 cm,胸膜粘连增厚,支气管不通畅。附带部分肋骨。切面见一灰白灰黑肿块11 cm×10 cm×8 cm,肿块将肺组织与肋骨紧密连接,余肺未见特殊。免疫组化结果:TTF-1(-),P63(+),EGFR(+),Syn(-),CK5/6(+),ALK(-),P40(+),NapsinA(-)。肋骨:未见癌累及。左上叶及左下叶背段:低分化鳞癌伴坏死,肿瘤表面胸膜:未见胸膜浸润。神经浸润:未见明确神经浸润。脉管内癌栓:未见明确脉管内癌栓。支气管切缘:未见癌累及。淋巴结转移情况:第2组(0/2);第4组(0/4);第6组(0/1);第7组(0/1);第10组(0/1);第11组(0/2)。

术后诊断:左肺上叶鳞癌,T4N0M0,ⅢA期。

术后辅助治疗:术后行放疗20次,化疗4个周期。

术后随访:术后随访30个月未见复发征象。

早期小细胞肺癌的精准外科治疗

病　例　1

患者,男,60岁,主诉:因"发现左肺下叶结节1周"就诊。

临床诊断:左肺下叶结节性质待定。

术前胸部CT如图16.29所示。

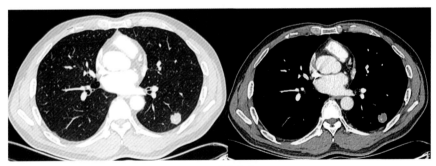

图16.29　术前胸部CT

术前PET-CT检查:左肺下叶见糖代谢增高的结节影,有分叶及胸膜牵拉,大小约17 mm,SUV_{max}为9.01;纵隔及双肺门未见明显糖代谢异常增高灶或肿大淋巴结;提示左肺下叶MT。

手术方式:单孔VATS左肺下叶切除术+纵隔淋巴结清扫术。

术后病理:左下叶肺叶,大小215 mm×130 mm×50 mm,切面见灰白色结节,大小20 mm×20 mm×15 mm,质中,界尚清,近胸膜,距支气管切缘60 mm。(左下叶)小细胞癌。

胸膜浸润:未见。神经浸润:未见。脉管内癌栓:未见。切缘:未见癌累及。免疫组化结果:a3:TTF-1(一),NapsinA(一),P40(一),CK5/6(一),Syn(一),CgA(一),Ki-67(热点区80%+),Pou2F3(少量+),INSM1(一),CD56(一),CK(部分+),L1:CK(一)特殊染色结果:A1:弹力纤维(一),a3:弹力纤维(一)。淋巴结转移情况:第5组(0/2);第6组(0/1);第7组(0/1);第10组(0/1);第11组(0/2);第13组(0/5)。

术后诊断:左肺下叶小细胞肺癌,T1N0M0,ⅠA期。

术后辅助治疗:术后行EC-T方案(依托泊苷0.18 g d1-3,CBP450 mg d1)化疗6个周期。

术后随访:术后随访24个月未见复发征象。

病 例 2

患者,男,36岁,主诉:因"穿刺确诊小细胞肺癌5月"就诊。

临床诊断:左肺上叶占位性质待定。

术前胸部CT如图16.30所示。

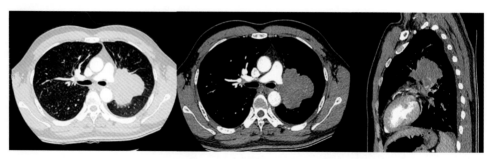

图16.30 术前胸部CT

气管镜检查提示左上叶开口见新生物,余双侧各叶段管腔通畅,黏膜光整。超声下见7组淋巴结肿大及病灶处影,边界清,内不均匀,血流少,予以穿刺;提示左上叶新生物伴纵隔淋巴结肿大。

术前穿刺病理回报:左肺上叶小细胞肺癌。

术前行免疫治疗联合化疗(TQB2450 1200 mg d1,EC-T3:依托泊苷0.182g d1-3,卡铂646 mg d1)共5次新辅助治疗。

新辅助治疗前后胸部CT如图16.31所示。

手术方式:开胸左肺上叶双袖式切除术+左肺下叶楔形切除术。

术后病理:部位:左上叶。标本大小220 mm×80 mm×30 mm。肿瘤大小:切面见灰黄区32 mm×20 mm×15 mm。色泽:灰黄色。质地:质中。境界:界不清。距胸膜情况:5 mm。距切缘情况:15 mm。组织学类型:小细胞癌伴坏死,肿瘤残留约15%,另见少量坏死,纤维组织增生,组织细胞聚集,结合病史,符合新辅助治疗后反应。术前诊断:病理诊断:小细胞癌。分子检测结果:NA。PD-L1表达:NA。组织学分化:/。治疗类型:免疫治疗联合化疗。炎症等级:轻度。病理评估:存活。肿瘤百分比:15%;坏死百分比:5%;间质百分比(包括纤维化和炎症):80%。病理缓解程度:/。胸膜浸润:未见。神经浸润:未见。脉管内癌栓:见癌栓。切缘:上、下切缘:未见癌累及。淋巴结转移情况:淋巴结未见癌转移:第5组(0/1);第7组(0/1);第8组(0/1);第9组(0/4);第10组(0/1);第11组(0/3);第13组(0/2);(第4L组淋巴结)纤维血管及神经、脂肪组织,未见癌累及。其他检查:(左下叶部分肺)坏死组织伴周围纤维组织增生及含铁血黄素沉着,倾向梗死。(血管内容物)疏松纤维组织增生伴少量淋巴细胞浸润。免疫组化结果:B1:TTF-1(＋),P40(－),CK(＋),LCA(－),CD56(＋),Syn(＋),CgA(＋),INSM1(＋),Pou2F3(－),Ki-67(80％＋),A2:CD31(脉管＋),L5:CK(－),C2:CK(上皮细胞＋),Vimentin(间质细胞＋),LCA(淋巴细胞＋),CD68(组织细胞＋)。特殊染色结果:C2:弹力纤维(－),抗酸(－),六胺银(－),PAS(－),真菌快染(－),C1:弹力纤维(－),抗酸(－)。

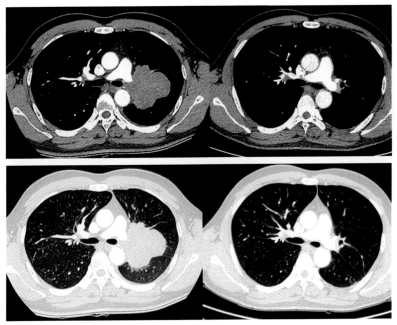

图16.31　治疗前后胸部CT

术后诊断:左肺上叶小细胞肺癌,ypT2aN0M0,ⅠB期。

术后辅助治疗:术后继续行免疫治疗联合化疗(TQB2450 1200 mg d1,EC-T6:依托泊苷 0.19g d1-3,卡铂477 mg d1)化疗1个周期,后续行免疫维持治疗免疫治疗15次(TQB2450 1200 mg d1)。

术后随访:术后随访14个月未见复发征象。

多原发磨玻璃影结节的精准治疗进展

病 例 1

患者,男,64岁,主诉:因"体检发现多发磨玻璃影结节2周"就诊。

临床诊断:双肺多发磨玻璃影结节性质待定。

术前胸部CT如图16.32所示。

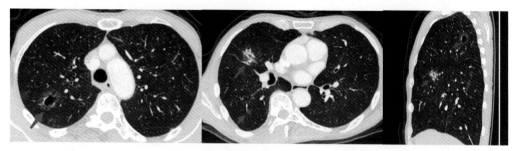

图16.32 术前胸部CT

手术方式:单孔VATS右肺中叶切除术+右肺上叶尖后段切除术+右肺下叶背段切除术。

术后病理:右上叶尖后段,大小160 mm×100 mm×25 mm,切面见灰红色结节,大小28 mm×20 mm×10 mm(A,A01),中央见囊腔,直径20 mm,质中稍软,界不清,距胸膜20 mm,距支气管切缘25 mm。右中叶肺叶,大小160 mm×110 mm×30 mm,切面见灰白色结节,大小22 mm×20 mm×15 mm(B,B01),质中,界不清,近胸膜,距支气管切缘30 mm。(右上叶尖后段)浸润性腺癌,高分化(Ⅰ级)(贴壁型50%,腺管型45%,微乳头型5%)。胸膜浸润:未见。神经浸润:未见。脉管内癌栓:未见。切缘:未见癌累及。(右中叶)浸润性腺癌,中分化(Ⅱ级)(腺管型95%,贴壁型5%)。胸膜浸润:未见。神经浸润:未见。脉管内癌栓:未见。切缘:未见癌累及。(右肺下叶背段)微浸润腺癌。备注:右上叶尖后段与右中叶及右肺下叶背段腺癌3灶,考虑多原发,请结合临床。免疫组化结果:A1:TTF-1(+),NapsinA(+),P40(-),PD-L1(E1L3N)(-),C-MET(部分+),SMARCA4(+),GATA3(-),B2:CK(+),TTF-1(+),NapsinA(+),P40(-),PD-L1(E1L3N)(-),SMARCA4(+),C-MET(+),GATA3(-)。淋巴结转移情况:第2组(0/1);第4组(0/1);第7组(0/1);第10组(0/1);第11组(0/3);第13组(0/1)。

术后诊断:右肺上叶腺癌,T1N0M0,ⅠA期;右肺中叶腺癌 T1N0M0,ⅠA期;右肺下叶腺癌 T1N0M0,MIA,ⅠA期。

术后辅助治疗:无。

术后随访:术后随访36个月未见复发征象。

病　例　2

患者,女,51岁,主诉:因"发现双肺磨玻璃影结节4月"就诊。

临床诊断:双肺多发磨玻璃影结节性质待定。

术前胸部CT如图16.33所示。

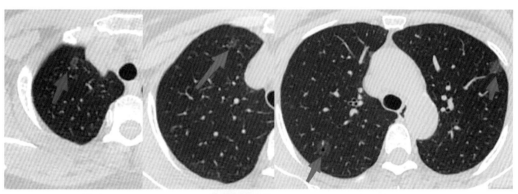

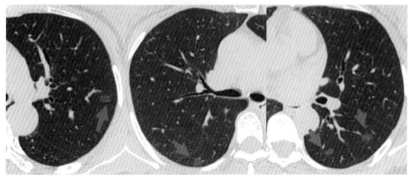

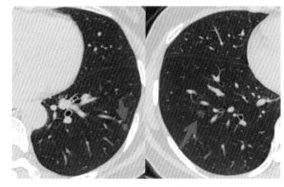

图16.33　术前胸部CT

手术方式:单孔VATS右肺上叶部分切除术＋右肺下叶背段及右肺下叶部分切除术。

术后病理:右上叶部分肺,大小190 mm×40 mm×20 mm,切面见灰白灰红色结节①,直径7 mm(AB1),质软,界尚清,近胸膜,距肺组织切缘18 mm;切面见灰红灰白色结节②,直径8 mm(C),距结节①35 mm,质软,界尚清,距胸膜15 mm,距肺组织切缘18 mm,中央见空洞;切面见灰红色结节③,直径7 mm(D),距结节①35 mm,质软,界尚清,近胸膜,距肺组织切缘25 mm;切面见灰红色结节④,直径6 mm(E),距结节①70 mm,质软,界不清,距胸膜8 mm,距肺组织切缘20 mm;切面见灰红色结节⑤,直径5 mm(F),距结节①10 mm,质软,界尚清,近胸膜,距肺组织切缘5 mm。右下叶背段部分肺,大小35 mm×8 mm×8 mm,切面见灰红色结节,直径7 mm(B3G),质软,界不清,近胸膜,距肺组织切缘3 mm。右下叶部分肺①,大小70 mm×30 mm×20 mm,切面见灰红色结节①,直径4 mm(B5H),质软,界尚清,距胸膜2 mm,距肺组织切缘10 mm。右下叶部分肺②,大小30 mm×8 mm×8 mm,切面见灰红色结节②,直径5 mm(B7),质软,界不清,近胸膜,距肺组织切缘4 mm。(右上叶部分肺结节①②③④⑤)原位腺癌。切缘:未见癌累及。(右下叶背段部分肺)原位腺癌。切缘:未见癌累及。(右下叶部分肺①)原位腺癌。切缘:未见癌累及。(右下叶部分肺②)原位腺癌。切缘:未见癌累及。

术后诊断:右肺上叶及下叶原位腺癌 TisN0M0,0期。

术后辅助治疗:无。

术后随访:术后随访36个月未见复发征象。

磨玻璃影结节外科切除联合消融的精准治疗进展

病 例 1

患者,女,76岁,主诉:因"体检发现双肺多发GGN3周"就诊。

临床诊断:双肺多发磨玻璃影结节性质待定,高血压。

术前胸部CT如图16.34所示。

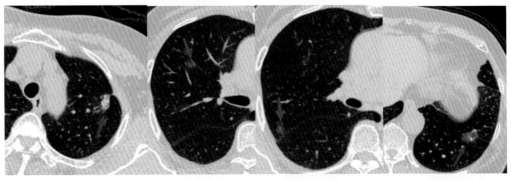

图16.34 术前胸部CT

手术方式:VATS左肺上叶固有段切除术+左肺下叶结节术中微波消融。

术后病理:左上叶固有肺,标本大小165 mm×80 mm×30 mm,切面见结节①,大小

31 mm×22 mm×16 mm(A01,A),灰白,质中,界欠清,距离胸膜0 mm,距离支气管切缘15 mm;距结节①30 mm,切面见结节②,直径7 mm(B1-2),灰红,质软,界清,距离胸膜0 mm,距离支气管切缘40 mm。(左上叶固有段结节①)浸润性腺癌,中分化(Ⅱ级)(腺管型80%,贴壁型20%)。胸膜浸润:未见。神经浸润:未见。脉管内癌栓:未见。(左上叶固有段结节②)原位腺癌。切缘:未见癌累及。免疫组化结果:A3:TTF-1(＋),NapsinA(＋),P40(－),PD-L1(E1L3N)(－),SMARCA4(未缺失),GATA3(－),C-MET(＋),A4:TTF-1(＋)。特殊染色结果:A4:弹力纤维(－),A3:弹力纤维(－)。淋巴结转移情况:第5组(0/1);第6组(0/1);第7组(0/1);第10组(0/1);第11组(0/1)。

术后诊断:左肺上叶腺癌,T2aN0M0,ⅠB期;左肺上叶原位腺癌,TisN0M0,0期。

术后辅助治疗:无。

术后胸部CT如图16.35所示(红色箭头为左肺下叶消融处)。

术后随访:术后随访36个月未见复发征象。

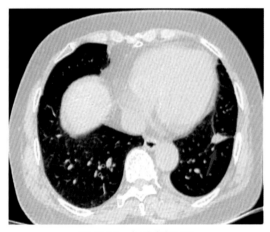

图16.35 术后胸部CT

囊腔型磨玻璃影结节的精准诊疗进展

病 例 1

患者,女,74岁,主诉:因"体检发现右上肺结节半月"就诊。

临床诊断:右肺上叶磨玻璃影结节性质待定。

术前胸部CT如图16.36所示。

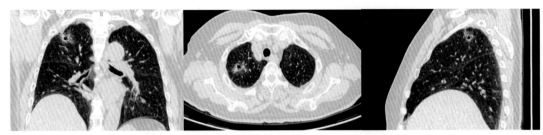

图16.36　术前胸部CT

手术方式:VATS右肺上叶切除术＋肺癌根治术。

术后病理:右上叶肺叶,标本大小170 mm×100 mm×30 mm,切面见结节,大小30 mm×30 mm×20 mm,灰白灰红,质软,界欠清,距离胸膜0 mm,距离支气管切缘50 mm。(右上叶)浸润性腺癌,高分化(Ⅰ级)(贴壁型60%,腺管型40%)。胸膜浸润:未见。神经浸润:未见。脉管内癌栓:未见。切缘:未见癌累及。免疫组化结果:A3:TTF-1(＋),A4:TTF-1(＋),A2:TTF-1(＋),NapsinA(＋),P40(－),CK5/6(－),PD-L1(E1L3N)(－),SMARCA4(未缺失)。特殊染色结果:A3:弹力纤维(－),A4:弹力纤维(－)。淋巴结转移情况:第2组(0/1);第4组(0/3);第7组(0/1);第10组(0/2);第11组(0/2);第13组(0/2)。

术后诊断:右肺上叶腺癌,T1cN0M0,ⅠA期。

术后辅助治疗:无。

术后随访:术后随访20个月未见复发征象。

病　例　2

患者,男,65岁,主诉:因"体检发现左肺上叶结节1月"就诊。

临床诊断:左肺上叶结节性质待定。

术前胸部CT如图16.37所示。

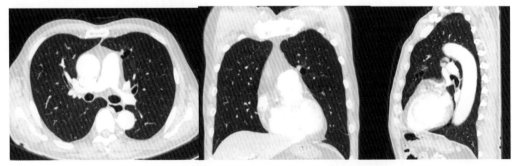

图16.37　术前胸部CT

手术方式:VATS左肺上叶切除术＋肺癌根治术。

术后病理:(左上叶肿块)浸润性腺癌(腺管型80%,微乳头型20%),见肿瘤细胞沿肺泡腔播散(STAS＋)。胸膜浸润:侵及脏层胸膜(PL2)。神经浸润:未见。脉管内癌栓:未见。

切缘:未见癌。免疫组化结果:TTF-1(＋),NapsinA(＋),P40(－),CK5/6(－),CK7(＋),CK20(－),VILLIN(－),PAX－8(－)。特殊染色结果:A1:弹力纤维(－),B1:弹力纤维(＋)。淋巴结转移情况:第4组(1/1);第5组(2/2);第6组(1/3);第7组(0/3);第8组(0/1);第10组(1/2);第11组(0/1);第13组(0/1)。

术后诊断:右肺上叶腺癌,T1cN2M0,ⅢA期。

术后基因检测:*EGFR 19del* 突变。

术后辅助治疗:口服吉非替尼片250 mg qd 靶向辅助治疗。

术后随访:术后随访30个月未见复发征象。

病　例　3

患者,男,50岁,主诉:因"体检发现右肺上叶磨玻璃影结节1月"就诊。

临床诊断:右肺上叶磨玻璃影结节性质待定。

术前胸部CT如图16.38所示。

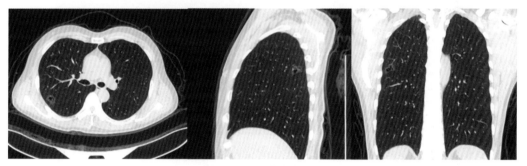

图16.38　术前胸部CT

手术方式:VATS右肺上叶后段切除术。

术后病理:右上叶:微浸润性腺癌。肿瘤表面胸膜:癌紧邻胸膜。支气管切缘:未见癌累及。免疫组化结果:TTF-1(＋),NapsinA(＋),P40(－),CK5/6(－),CK7(＋),CK20(－),VILLIN(－),PAX-8(－)。特殊染色结果:A1:弹力纤维(－),B1:弹力纤维(＋)。淋巴结转移情况:第2组(0/1);第4组(0/2);第10组(0/1);第11组(0/3)。

术后诊断:右肺上叶腺癌,T2aN0M0,ⅠB期。

术后辅助治疗:无。

术后随访:术后随访60个月未见复发征象。

（陈昶、李志新、李昆）

第十七章　气管肿瘤精准治疗临床病例

病　例　1

患者,男,64岁,主诉:因"气短并体检发现气管肿物2周"就诊。

临床诊断:气管肿物。

术前胸部CT如图17.1所示。

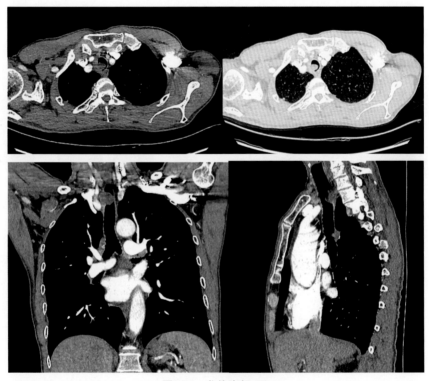

图17.1　术前胸部CT

术前气管镜检查如图17.2所示。

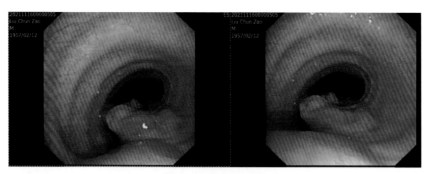

图17.2　术前气管镜

手术方式:经颈经正中胸骨上段劈开气管节段切除术。

术后病理:气管肿物:气管组织一枚长27 mm,直径25 mm(AB1),气管内见一灰黄色质中肿块,切面灰白灰黄质中部分有黏液感。上切缘10 mm×3 mm×2 mm(B2),下切缘4 mm×2 mm×2 mm(B3)。上切缘5 mm×4 mm×2 mm(B4)。(气管肿物)腺样囊性癌。胸膜浸润:未见。神经浸润:未见。脉管内癌栓:未见。上、下切缘:未见癌累及。免疫组化结果:A4:TTF-1(－),NapsinA(－),P40(肌上皮＋),Calponin(肌上皮＋),P63(肌上皮＋),SMA(肌上皮＋),CK(上皮＋),EMA(少量上皮＋),CEA(－),CD117(上皮＋),Syn(－),CgA(－)。分子检测结果:MYB荧光原位杂交(FISH)(－)。

术后诊断:气管腺样囊性癌。

术后胸片如图17.3所示。

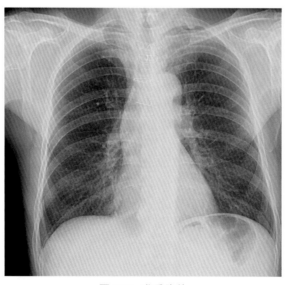

图17.3　术后胸片

术后辅助治疗:行40 Gy放疗。

术后随访:术后随访22个月未见复发征象。

143

病 例 2

患者,男,70岁,主诉:因"体检发现气管肿物1月"就诊。

临床诊断:① 气管肿物;② 高血压。

术前胸部CT如图17.4所示。

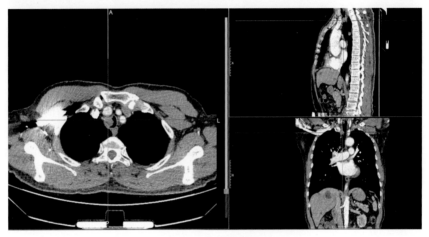

图17.4 术前胸部CT

术前气管镜如图17.5所示。

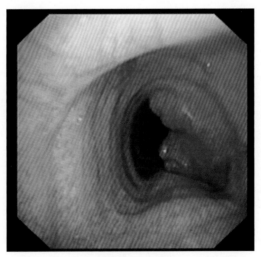

图17.5 术前气管镜

手术方式:经颈经胸气管节段切除术。

术后病理:气管一段,长2.5 cm,直径2.5 cm,腔内见肿块,大小2 cm×1.5 cm,质中,界尚清(AB1),气管壁似有累及,另送上切缘大小1.8 cm×0.5 cm×0.5 cm(B2),下切缘大小1.8 cm×0.5 cm×0.2 cm(B3)。(气管肿物)腺样囊性癌,肿物侵犯气管壁全层。送检上切缘:

未见癌累及。送检下切缘：见癌累及。免疫组化结果：CD117（＋），SMA（＋），CK5/6（＋），P40（＋），TTF-1（－），NapsinA（－），Mammaglobin（－），S-100（少量＋），CK（＋），GFAP（－），Calponin（部分＋），Ki-67（10％＋）。分子病理结果：MYB-FISH（－）。淋巴结转移情况：第2组（0/2）；第4组淋巴结（0/1）。

术后诊断：气管腺样囊性癌。

术后胸片如图17.6所示。

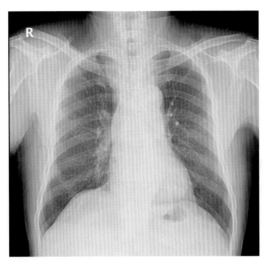

图17.6　术后胸片

术后辅助治疗：无。

术后随访：术后随访35个月未见复发征象。

（赵德平、佘云浪、艾雪峰）

第十八章　纵隔肿瘤精准治疗临床病例

病　例　1

患者,女,60岁,主诉:因"体检发现纵隔占位2周"就诊。

临床诊断:纵隔占位。

术前胸部CT如图18.1所示。

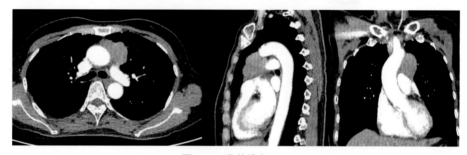

图18.1　术前胸部CT

术前PET-CT如图18.2所示。

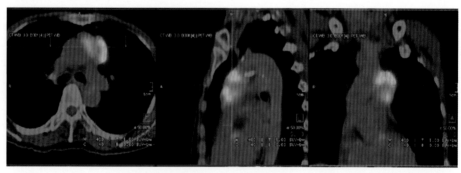

图18.2　术前PET-CT

手术方式:正中切口纵隔肿物切除＋左上叶部分肺切除术＋心包部分切除术。

术后病理:纵隔肿物含全胸腺＋左上叶部分肺,标本大小120 mm×75 mm×40 mm,切面见肿块,大小75 mm×40 mm×30 mm,灰白,部分灰红,质中,界欠清,肿物与胸膜组织部分粘连,但未见肿块侵犯肺实质,距离肺组织切缘20 mm。标本部分附脂肪组织,大小40 mm×30 mm×20 mm。(AY1肺切缘)(纵隔肿物含全胸腺＋左上叶部分肺)B3型胸腺瘤,肿瘤侵及周围脂肪组织。肺切缘:未见肿瘤累及(第3组淋巴结)0/1未见肿瘤累及。免疫组化结果:A3:TDT(少量＋),CDla(部分＋),CK(上皮＋),CD5(部分＋),CD117(个别＋),CD20(个别＋),P40(上皮＋),P63(上皮＋),A2:TDT(少量＋),P40(上皮＋),CD5(部分＋),CD117(个别＋)。

　　术后诊断:胸腺瘤。

　　术后辅助治疗:术后行辅助放疗50 Gy/25 fx。

　　术后随访:术后随访22个月未见复发征象。

病 例 2

　　患者,男,64岁,主诉:因"发现左前纵隔肿物2月"就诊。

　　临床诊断:纵隔占位。

　　术前胸部CT如图18.3所示。

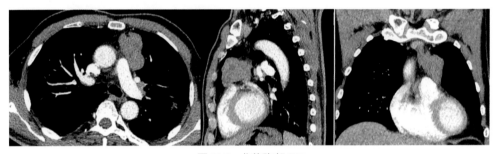

图18.3　术前胸部CT

术前胸部核磁如图18.4所示。

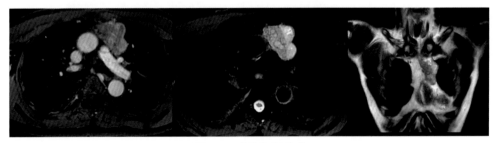

图18.4　术前胸部核磁

　　手术方式:正中切口全胸腺及纵隔肿瘤切除＋左肺部分切除术＋无名静脉成形术。

　　术后病理:全胸腺＋纵隔肿物＋左肺部分肺:灰黄灰红组织一块,大小140 mm×90 mm×40 mm,切面见肿物,大小60 mm×60 mm×40 mm,灰白灰黄灰红,质中,界欠清,多结节状,相连肺组织大小25 mm×10 mm×10 mm。(全胸腺＋纵隔肿物＋左肺部分肺)B2型胸腺瘤,侵犯包膜外脂肪组织。(第5、6、10组淋巴结)慢性炎,未见肿瘤累及。免疫组化结果:A1:CK19(上皮＋),P40(上皮＋),P63(上皮＋),CK5/6(上皮＋),EMA(少量＋),CD20(－),CD5(T细胞＋),CD117(－),Bcl-2(淋巴细胞＋),CDla(T细胞＋),TDT(T淋巴细胞＋),CD99(T淋巴细胞＋),Ki-67(淋巴细胞＋),CD79a(B细胞＋),CD3(T细胞＋)。

术后诊断:胸腺瘤。

术后辅助治疗:术后行辅助放疗60 Gy/25 fx。

术后随访:术后随访30个月未见复发征象。

病 例 3

患者,男,46岁,主诉:因"体检发现纵隔占位2周"就诊。

临床诊断:纵隔占位。

术前胸部CT如图18.5所示。

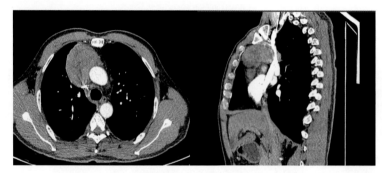

图18.5 术前胸部CT

术前胸部核磁如图18.6所示。

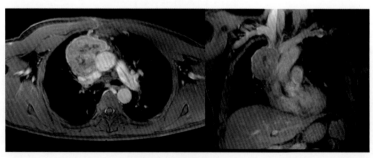

图18.6 术前胸部核磁

术前PET-CT:胸部PET-CT图像示右前纵隔见糖代谢异常增高的软组织肿块影,大小约68 mm×55 mm,SUV$_{max}$为6.68,内伴坏死,紧贴升主动脉;纵隔(4R组)及右肺门见糖代谢轻度增高的淋巴结,糖代谢较高且较大者位于纵隔4R组,大小约16 mm×8 mm,SUV$_{max}$为2.79。提示右前纵隔肿块,符合MT表现;右肺门、纵隔淋巴结转移可能。

手术方式:正中切口纵隔肿瘤切除＋上腔静脉无名静脉置换＋右肺上叶部分切除术。

术后病理:右上叶部分肺＋纵隔肿物＋部分上腔静脉,纵隔肿物大小180 mm×100 mm×65 mm(AB1),切面见灰白质韧肿块,大小80 mm×80 mm×60 mm,界欠清,周围组织灰黄脂肪样。另附少量肺组织大小90 mm×30 mm×25 mm,与肿块部分相连,切面未见特殊;部分上腔静脉长为4 mm,直径为2 mm,与肿块粘连,黏膜未见特殊。(右上叶部分肺＋纵隔肿物＋部分上腔静脉)胸腺鳞癌,侵犯包膜,未侵犯相连肺组织。肺切缘:未见癌累及。上腔静脉切缘:未见癌累及。免疫组化结果:A8:CK(弱＋),P40(＋),CK5/6(＋),INSM1(＋),CD5(＋),CD117(＋),PD-L1(E1L3N)(10%＋,1%～49%),EBER(－),Bcl-2(＋),GLUT-1(部分＋),TDT(－),Ki-67(40%＋),CK19(＋),P63(＋),PAX8(－),CD20(－),CD79a(－),CD3(－),PAX8(多克隆)(－),A1:CK(＋),A4:CK(＋)。特殊染色结果:A1:弹力纤维(－),A4:弹力纤维(－)。淋巴结转移情况:第3组(0/1);第4组(0/1)。

术后胸部CT如图18.7所示。

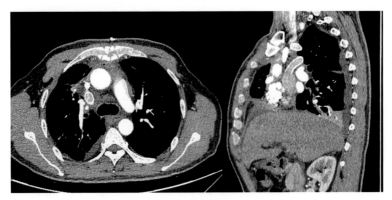

图18.7　术后胸部CT

术后诊断:胸腺鳞癌。

术后辅助治疗:无。

术后随访:术后随访23个月未见复发征象。

病　例　4

患者,男,56岁,主诉:因"确诊胸腺癌2月再入院治疗"就诊。

临床诊断:胸腺鳞癌新辅助化疗后SD。

术前胸部CT如图18.8所示。

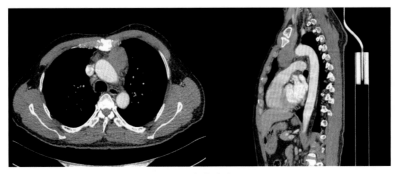

图18.8　术前胸部CT

术前胸部核磁如图18.9所示。

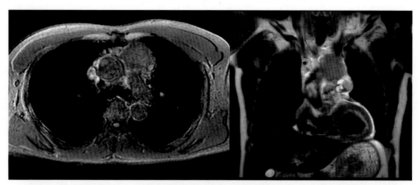

图18.9　术前胸部核磁

新辅助化疗前后胸部CT对比如图18.10所示。

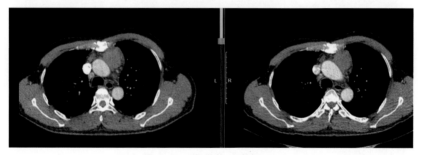

图18.10　治疗前后胸部CT

手术方式:clamshell切除全胸腺切除＋右肺上叶切除＋膈肌折叠。

术后病理:全胸腺,大小16 cm×10 cm×5 cm,切面见一肿物,大小7.5 cm×4.5 cm×4 cm (D1B4),粘连少量肺组织,灰红质硬,界尚清。2、4组淋巴结,结节3枚,大小分别为2.2 cm× 1.7 cm×1.5 cm,1.3 cm×1 cm×0.5 cm,1 cm×0.8 cm×0.5 cm(A)。右上叶肺叶,大小7 cm× 13 cm×14 cm,切面见灰白色肿块,大小3 cm×2.5 cm×2.5 cm(CB2),质中,质硬,界尚清, 近胸膜,距支气管切缘2 cm,中央型。(新辅化疗后纵隔切除标本)胸腺鳞癌(非角化型),未见 坏死及炎细胞浸润,未见明显治疗后反应,侵及(右上叶)肺组织。注:PC-T1化疗治疗后。 免疫组化结果:B2:P40(＋),TTF-1(－),CD117(＋),CD5(＋),C3:P40(＋),CK5/6(＋), TDT(－),GATA3(－),CD5(＋),CD117(＋),INSM1(＋),EBER(－),CK19(＋),D6: CD117(＋),CD5(＋),TDT(－),CK19(＋),P40(＋),CK5/6(＋)。淋巴结转移情况:第2 组(4/4);第4组(3/5);第7组(0/4);第10组(0/1);第11组(0/1);第13组(0/7)。

术后诊断:胸腺鳞癌。

术后辅助治疗:白蛋白紫杉醇400 mg d1＋卡铂500 mg d1方案4个周期化疗。

术后随访:术后随访35个月未见复发征象。

（谢冬、蔡昊旻、李重武）

第十九章 胸壁肿瘤精准治疗临床病例

病　例　1

患者,女,69岁,主诉:因"发现渐大性胸骨肿物5年余"就诊。

临床诊断:胸骨肿瘤性病变。

术前胸部CT如图19.1所示。

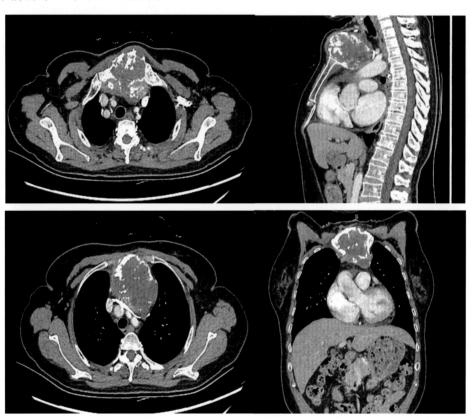

图 19.1　术前胸部 CT

术前PET-CT如图19.2所示。

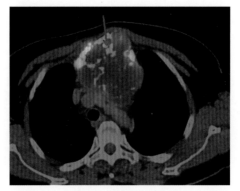

图 19.2 术前 PET-CT

术前胸部核磁如图 19.3 所示。

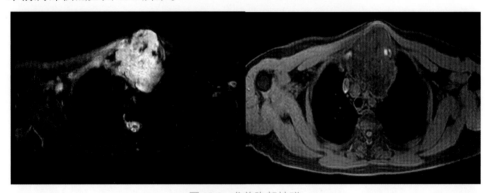

图 19.3 术前胸部核磁

手术方式:上段胸骨肿瘤切除＋模块化胸骨重建术。

术后病理:胸骨组织大小 110 mm×90 mm×80 mm,胸骨表面见灰红肿块,大小 90 mm×90 mm×85 mm,切面灰白半透明质稍韧。(胸骨肿物)软骨肉瘤 Ⅰ～Ⅱ 级,肋骨、胸骨切缘:均未见肿瘤累及。免疫组化结果:A6:S-100(＋),CK(－),Vimentin(＋),Ki-67(5％＋),P63(－),SATB2(部分＋),CD34(－),MUC4(－),EMA(－),Syn(－),INI-1(＋,表达),ZEB1(少量＋)。

术后胸片如图 19.4 所示。

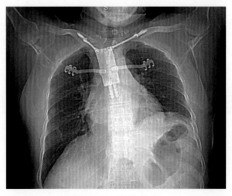

图 19.4 术后胸片

术后诊断:胸骨软骨肉瘤。

术后辅助治疗:术后行60 Gy放疗。

术后随访:术后随访8个月未见复发征象。

病　例　2

患者,女,45岁,主诉:因"发现胸骨下段肿物1年余"就诊。

临床诊断:胸骨下段病变。

术前胸部CT如图19.5所示。

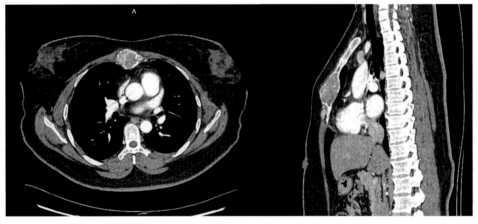

图19.5　术前胸部CT

手术方式:下段胸骨肿瘤切除+模块化胸骨重建术(在肿物上方约2 cm处切断胸骨,完全切除胸骨中下段肿瘤。使用模块化胸骨重建系统重建胸骨,胸骨重建长约14 cm,左侧肋骨爪固定3处,右侧肋骨爪固定3处,胸骨肋骨固定牢固稳定,游离纵隔胸腺组织及两侧心膈角脂肪包盖金属胸骨,分离两侧胸大肌覆盖于模块化胸骨金属表面及后方,继续间断缝合肌肉覆盖于胸骨上方)。

术后病理:胸骨中下段,大小110 mm×75 mm×40 mm,切面见灰红色肿块,大小35 mm×35 mm×30 mm,质韧,可见骨质破坏,距近端切缘10 mm,距远端切缘35 mm。(胸骨中下段)间叶源性肿瘤,结合HE形态及免疫组化结果,考虑为骨巨细胞瘤伴动脉瘤样骨囊肿形成可能,生物学行为属中间型,具有局部复发、偶尔转移可能,建议定期随访及影像学复查。免疫组化结果:A6:CK(−),Vimentin(+),P63(梭形细胞+,巨细胞−),SATB2(+),CD34(血管+),STAT6(−),β-catenin(少量+),S-100(−),SOX10(−),SMA(部分+),Desmin(−),Ki-67(10%+),CD99(+),EMA(−),p53(部分+),p16(巨细胞+),CD68(巨细胞+),CD163(梭形细胞部分+),H3F3A(梭形细胞+,巨细胞−)。靶向治疗伴随诊断结果:A6:ALK(VENTANAD5F3)(−)。

术后胸片如图19.6所示。

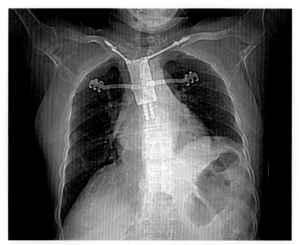

图19.6 术后胸片

术后诊断:胸骨骨巨细胞瘤。

术后辅助治疗:无。

术后随访:术后随访10个月未见复发征象。

病 例 3

患者,男,29岁,主诉:因"体检发现左前胸壁肿块1年"就诊。

临床诊断:左前胸壁占位性质待定。

术前胸部CT如图19.7所示。

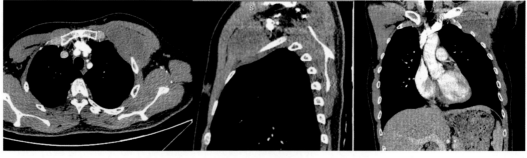

图19.7 术前胸部CT

术前PET-CT提示左前胸壁见糖代谢增高团块灶,大小约54 mm×45 mm,SUV_{max}为2.47。

术前胸部核磁如图19.8所示。

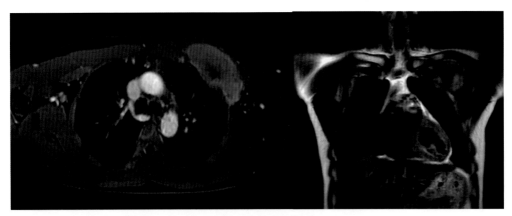

图19.8　术前胸部核磁

手术方式:左前上胸壁肿瘤切除术＋肋骨重建术＋锁骨重建术。

术后病理:左前胸壁肿物,带肋骨,大小15 cm×9 cm×5 cm,其上见一肿块,大小10 cm×7 cm×4 cm,切面灰白灰黄,编织状,界不清,距长轴切缘分别为3.5 cm和2.2 cm,距短轴切缘分别为1 cm和1 cm。(左胸壁肿物)侵袭性纤维瘤病。免疫组化结果:A4:SOX10(－),S-100(－),Vimentin(＋),Bcl-2(－),STAT6(－),SMA(少量＋),Desmin(－),Calretinin(－),MyoD1(－),Ki-67(约为1%),β-catenin(－),EMA(－),CK(－),ERG(－),MUC4(－),CD34(－),CD31(－),CD99(－),NSE(－),GFAP(－)。

术后胸片如图19.9所示。

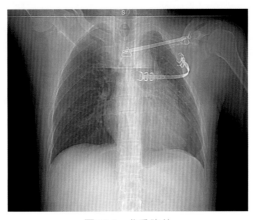

图19.9　术后胸片

术后诊断:左侧胸壁侵袭性纤维瘤病。

术后辅助治疗:术后行60 Gy放疗。

术后随访:术后随访22个月未见复发征象。

病 例 4

患者,女,39岁,主诉:因"右侧背痛约半年"就诊。

临床诊断:右侧后胸壁肿物性质待定。

术前胸部CT如图19.10所示。

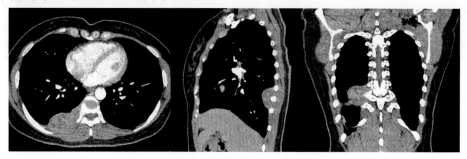

图 19.10 术前胸部 CT

术前胸部核磁如图19.11所示。

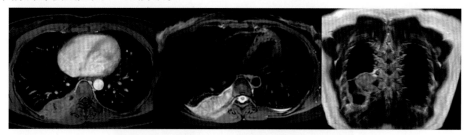

图 19.11 术前胸部核磁

术前穿刺病理提示胸膜壁层间叶源性肿瘤,考虑恶性PEcoma可能。

手术方式:右后胸壁肿瘤切除术(脊柱外科会诊)。

术后病理:后胸壁肿物:大小80 mm×50 mm×35 mm,肋骨长为80 mm,表面见一肿块大小45 mm×40 mm×25 mm,切面灰黄灰白色,实性质韧(AB1),边界不清,未见包膜,似侵及周围肋骨。横突:灰白骨组织一堆,大小25 mm×20 mm×13 mm(C)。(后胸壁肿物)恶性间叶源性肿瘤,结合形态及免疫组化结果考虑恶性血管周上皮样细胞肿瘤(恶性PEcoma),见肋骨及周围横纹肌侵犯。另送横突:见肿瘤累及。免疫组化结果:A5:HMB45(＋),S-100(－),Melan-A(＋),CD10(－),PAX8(－),A2:CK(－),Vimentin(＋),CD10(－),CK7(－),S-100(－),HMB45(＋),CD34(－),CD68(少量＋),P504s(少量＋),PAX8(－),Ki-67(约为30％＋),Melan-A(＋),SMA(－),TFE3(＋),GATA3(＋),MyoD1(－),SOX10(－),Desmin(－),Calponin(－)。

术后诊断:胸壁恶性血管周上皮样细胞肿瘤。

术后辅助治疗:术后行60 Gy放疗。

术后随访:术后随访15个月未见复发征象。

（李志新、范永飞、邓家骏）

156

第二十章 胸膜间皮瘤精准治疗临床病例

病 例 1

患者,女,16岁,主诉:因"咳嗽发热十余天"就诊。

临床诊断:胸膜肿物。

术前胸部CT如图20.1所示。

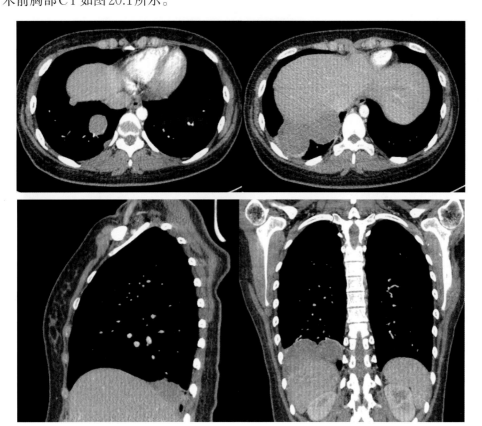

图20.1 术前胸部CT

术前PET-CT检查:胸部PET-CT图像示右侧膈胸膜多发增厚伴软组织肿块形成,较大者大小约55 mm×39 mm,糖代谢异常增高,SUV_{max}为10.71,边缘光滑,密度均匀。

术前穿刺活检病理:恶性间皮瘤。

手术方式:胸膜剥脱术＋右下叶切除术＋膈肌切除及重建术。

术后病理:右下叶肺叶＋膈肌,大小16 cm×10 cm×4 cm,切面见灰白灰红色肿块①,大小5 cm×3 cm×3 cm(AB1),质中,距支气管切缘6 cm,近胸膜;肿块②灰白灰红色,大小4.5 cm×3 cm×3 cm(C),质中,近胸膜,距支气管切缘6 cm;结节③灰白色,直径为1.1 cm(D),质中,界尚清,近胸膜,距支气管切缘5 cm。胸膜,灰红色碎组织,共计大小为6 cm×4 cm×2.5 cm(E)。(右下叶＋膈肌)(胸膜)恶性间皮瘤(上皮样型)。免疫组化结果:TTF-1(一),NapsinA(一),P40(一),CK5/6(＋),CK(＋),Vimentin(一),WT-1(＋),D2-40(＋),KI67(10％＋),Calretinin(＋),BAP(＋)。淋巴结阴性。(右下叶＋膈肌)(胸膜)恶性间皮瘤(上皮样型)。免疫组化结果:TTF-1(一),NapsinA(一),P40(一),CK5/6(＋),CK(＋),Vimentin(一),WT-1(＋),D2-40(＋),KI67(10％＋),Calretinin(＋),BAP(＋)。

术后胸片如图20.2所示。

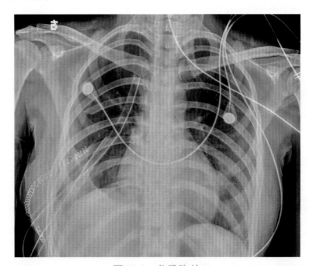

图20.2 术后胸片

术后诊断:恶性胸膜间皮瘤。

术后辅助治疗:术后行4个周期AP-T(赛珍0.75 g d1＋顺铂37 mg d1-3)方案化疗。

术后随访:术后随访55个月未见复发征象。

病 例 2

患者,男,39岁,主诉:因"确诊胸膜间皮瘤2月"就诊。

临床诊断:胸膜恶性间皮瘤,胸腔积液。

术前胸部CT:右侧叶间裂胸膜多发结节,右侧少量胸腔积液,恶性待排。

术前胸部CT如图20.3所示。

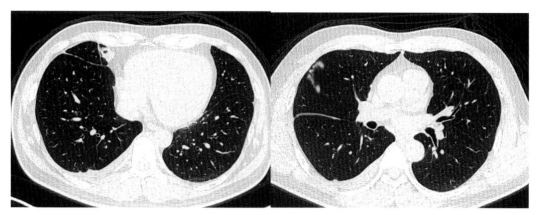

图20.3　术前胸部CT

术前VATS活检病理:(胸膜结节及右胸膜结节)上皮样型间皮瘤,低级别,乳头型。免疫组化结果:TTF-1(－),NapsinA(－),P40(－),CK(＋),Vimentin(部分＋),Calretinin(＋),D2-40(＋),CK5/6(＋),BAP1(＋,正常,未缺失),MTAP(＋,正常,未缺失),WT-1(＋),Ki-67(5%＋),MC(＋),SMARCA4(＋,正常,未缺失)。

手术方式:右侧全胸膜剥脱＋局部密集病灶部分肺切除术。

术后病理:全胸膜组织,胸膜组织一堆,总大小290 mm×150 mm×15 mm,胸膜表面广泛散在分布,大小不等,乳头样结节,直径为4~60 mm(C),灰白色,质中,界清。右中叶部分肺,大小80 mm×36 mm×20 mm,表面广泛分布乳头样结节,直径为3~12 mm(AD),灰白色,质中,界清。(全胸膜组织及右中叶部分肺)弥漫性上皮样型间皮瘤,低级别,乳头型。(第7组淋巴结)纤维血管脂肪组织。(第8、10组)淋巴结慢性炎。

术后诊断:恶性胸膜间皮瘤。

术后辅助治疗:术后行放疗40 Gy 18次。

术后随访:术后随访12个月未见复发征象。

病　例　3

患者,女,70岁,主诉:因"发现左侧胸腔积液1月"就诊。

临床诊断:胸膜结节性质待查,胸腔积液。

术前胸部CT如图20.4所示。

术前胸水病理:倾向间皮增生性病变。

手术方式:单孔VATS姑息性左肺下叶部分切除术＋胸膜活检术。

术后病理:(左下叶部分肺)弥漫性上皮样间皮瘤,低级别(实性型70%,伴有腺管型30%)。脉管内癌栓:见癌栓。切缘:未见肿瘤累及。(胸膜结节)见肿瘤累及。免疫组化结果:A1:CK5/6(＋),WT-1(少＋),D2-40(少＋),Calretinin(少＋),TTF-1(－),NapsinA(－),P40(－),BAP1(－,缺失),CEA(－),CD31(－),Claudin4(＋),CD34(－),MTAP(＋),GATA3(－),Ki-67(10%＋)。

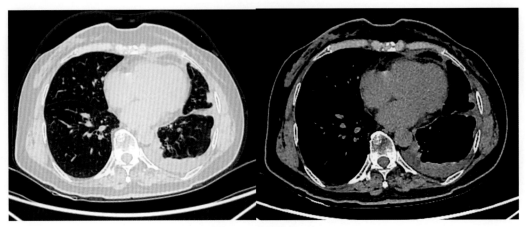

图20.4 术前胸部CT

术后诊断:恶性胸膜间皮瘤,ⅣA期。

术后辅助治疗:术后行姑息性AP+bev-T1方案辅助化疗5次(培美曲塞0.75 g d1+奈达铂55 mg d1-2+安可达400 mg d2次)。

术后随访:术后随访12个月,疗效评价SD。

(吴磊磊、秦西淳、王让让)